口腔护士规范化培训教程

口腔颌面外科
护理基础

总 主 编　赵佛容　李秀娥

主　　编　毕小琴　龚彩霞

副主编　田　莉　杨　晖

编　　者（以姓氏笔画为序）

王　娟　邓立梅　田　莉　付　静

毕小琴　杨　晖　吴　敏　陈丽先

梅　蓉　龚彩霞　熊茂婧

学术秘书　左　珺

人民卫生出版社

图书在版编目（CIP）数据

口腔颌面外科护理基础/毕小琴,龚彩霞主编. —
北京:人民卫生出版社,2019
口腔护士规范化培训教程
ISBN 978-7-117-28080-8

Ⅰ.①口…　Ⅱ.①毕…②龚…　Ⅲ.①口腔颌面部疾
病-护理-技术培训-教材　Ⅳ.①R473.78

中国版本图书馆 CIP 数据核字（2019）第 026468 号

人卫智网	www.ipmph.com	医学教育、学术、考试、健康,
		购书智慧智能综合服务平台
人卫官网	www.pmph.com	人卫官方资讯发布平台

口腔颌面外科护理基础

主　　编：毕小琴　龚彩霞
出版发行：人民卫生出版社（中继线 010-59780011）
地　　址：北京市朝阳区潘家园南里 19 号
邮　　编：100021
E - mail：pmph @ pmph.com
购书热线：010-59787592　010-59787584　010-65264830
印　　刷：保定市中画美凯印刷有限公司
经　　销：新华书店
开　　本：850×1168　1/32　印张：5　插页：4
字　　数：130 千字
版　　次：2019 年 4 月第 1 版　2019 年 4 月第 1 版第 1 次印刷
标准书号：ISBN 978-7-117-28080-8
定　　价：26.00 元

总主编简介

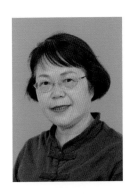

赵佛容

　　护理学、法学本科双学历,教授,硕士生导师,四川大学华西口腔医院护理部主任。主要从事护理管理、医院感染管理研究。现任中华护理学会口腔专业委员会副主任委员,中华口腔医学会护理专委会副主任委员,四川省口腔医学会护理专业委员会主任委员。全国护理学专业临床学术专家指导委员会常委,全国高等学校护理学本科教材评审委员会委员,全国高职高专护理专业教材评审委员会副主任委员。主编教材及参编书籍30余本,近年来发表论文70余篇,培养研究生多人。

总主编简介

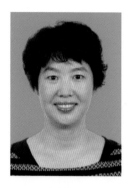

李秀娥

　　本科,主任护师,硕士生导师,北京大学口腔医院党委委员、护理部主任。现任中华口腔医学会口腔护理专业委员会主任委员、中华护理学会口腔科护理专业委员会主任委员、北京护理学会第 11 届理事会理事、北京护理学会口腔专业委员会主任委员。专业特长为护理管理、急救护理、口腔护理、医院感染控制。2004 年至今作为项目负责人承担北京大学口腔医院科研项目 5 项,获得专利 1 项;发表论文 61 篇。主编及参编书籍 14 部。

主编简介

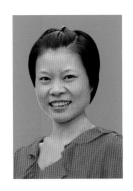

毕小琴

　　教授,医学硕士,四川大学华西口腔医院护理部副主任。现任中华护理学会口腔护理专委会副主任委员、四川省护理学会口腔护理专委会主任委员、四川省口腔医学会护理专委会副主任委员、四川省护理学会理事、四川省医院协会理事、中华口腔医学会护理专委会委员、国家卫计委绩效考评专家、成都市医保第三方评审专家等。担任《中华护理杂志》《中华现代护理杂志》等多家杂志编委。以第一作者/通讯作者发表论文92篇,其中SCI收录3篇,MEDLINE/CA/AJ收录15篇;出版专著/规划教材29部,其中主编3部,副主编9部,编委/参编17部。已完成13项科研课题。现负责主持国家卫计委项目1项、省科技厅、省医学会课题各1项、省卫计委课题2项、国家临床验证项目4项、新技术项目1项等。负责国家继续教育项目2项。获全国优质护理先进个人、全国教学成果大赛一等奖、省医学科技进步三等奖等。研究方向:口腔临床护理、护理管理、护理教学。

主编简介

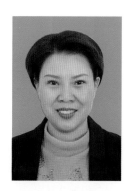

龚彩霞

本科,学士学位,研究生学历。副主任护师、国家二级心理咨询师/心理督导师/心理危机干预专业认证师资。现任四川大学华西口腔医院唇腭裂外科护士长/心理咨询师。

专业领域:唇腭裂护理临床、护理科研、护理管理、唇腭裂的心理咨询与治疗。负责组建了全国第一个唇腭裂心理治疗工作室。有丰富的临床个体心理咨询及团体心理咨询经验。四川大学大学生心理健康教育课主讲教师。以负责人身份主研科研项目三项。成果获四川省科技进步二等奖。主编专著《唇腭裂心理咨询与治疗》《唇腭裂的护理》2部,参编《中华口腔科学》等著作10部。在核心期刊及统计源期刊上发表论文三十余篇。

序

在我国医药卫生体制改革的不断深化和人民群众多样化、多层次健康服务需求不断提高下，护理服务的内涵和外延得到快速发展，这对护理服务的能力提出了更高的要求。国家卫生和计划生育委员会于 2016 年 2 月颁布了《新入职护士培训大纲（试行）》，以指导各地医疗机构开展新入职护士规范化培训，来提升护理服务能力。

随着人民群众对口腔健康保健意识的提升，对口腔疾病治疗与保健的需求不断增加，口腔专科医院、诊所数量呈逐年上升趋势，从事口腔专业的护士数量也逐年增加，对新入职的口腔专业护士进行规范化培训已迫在眉睫，通过培训以提高其从事口腔临床护理工作的基础理论、基本知识和基本技能。

为进一步规范和指导各地的口腔专业护士规范化培训工作，在中华护理学会口腔护理专业委员会工作精神指导下，四川大学华西口腔医院组织专家编撰了这套《口腔护士规范化培训教程》。本教程由四个分册组成，包括《口腔护理基本知识与技能》《口腔颌面外科护理基础》《口腔门诊护理基础》和《口腔健康教育》。本套教程涵盖了口腔常见病、多发病的护理、操作规范、健康教育、人文素养、沟通能力等，内容丰富，实用性强，对于指导各地口腔专业护士规范化培训，提高新入职口腔护士专业理论及专科技能，提升队伍整体素质和服务能力等具有重要的理论和实践意义。

我诚挚地希望,这套教程的出版能切实推进和规范我国口腔护士规范化培训工作,逐步建立一支理论扎实、技能精湛、服务能力强的口腔专业护士队伍,为保障人民群众健康做出积极的努力。

中华护理学会第二十六届理事长

2017 年 10 月

前言

　　我国护士规范化培训工作正在全国迅速开展，建设一支素质优良、结构合理、专业技能娴熟的口腔专业护士队伍，已成为口腔护理专业发展的一项重要工作。

　　在中国卫生事业发展"十三五"纲要规划指引下，秉承"以学术为本，搭建平台，辐射全国"的指导思想，依托华西口腔医院110多年来的专业文化沉淀和凝练出的护理精髓，我们组织编撰了这套"口腔护士规范化培训教程"，旨在为口腔护士规范化培训提供一套规范的、统一的指导用书。该丛书根据护士规范化培训大纲和口腔专业护士应掌握的"三基""三严"知识体系进行了系统性介绍。本套丛书有如下特点：

　　1. 基于理论结合实践　该套丛书在保持专业先进性的同时，遵循了从理论到实践而侧重于知识与技能的成熟性与应用性的编撰思路，对口腔护士规范化培训具有较强的专业指导性。

　　2. 以执业法规为准绳，以护理程序为框架　该套丛书对口腔护士工作必须遵守的相关法律、法规进行了解读，以强化规范化培训护士依法执业行为；口腔疾病护理围绕"以病人为中心"，以护理程序为框架的护理模式进行编写。

　　3. 内容丰富、实用性强　该套丛书内容囊括了口腔护士执业基础知识与技术要求。《口腔护理基本知识与技能》从医疗相关法律法规、人文素养、护患沟通、口腔专科护理操作、意外应急处置预案、消防安全等方面进行了介绍；《口腔颌面外科护理基础》导入临床案例，按评估、诊断、计划、实施和评价护理程序，介绍了口腔颌面外科常见疾病病人的护理；《口腔门诊护理基础》介绍了口腔门诊常见疾病的护理和常用药物、材料的基本性能、用途、用法等;《口腔健康教育》从健康评估、自护健康教育、功能康复、特殊人群、大众口腔保健健康教育等内容进行了介绍。

4. 易学易懂　本套丛书在写作上进行了充分凝练,在内容表达上尽可能地采用了条理化、图表化,以达到浅显易懂、深入浅出。

本套丛书所涉及剂量仅供参考,具体药物使用剂量请遵照药物说明书。

本套丛书适宜作为口腔护士规范化培训用书,亦可以是初入职口腔护士参考阅读用书,同时还可作为口腔护士的执业继续教育指导用书。

丛书的编写者是来自临床一线的四川大学华西口腔医院和北京大学口腔医院护理专家团队,在繁忙的工作之余为广大读者和口腔护理教育者奉献上了这套规范化培训教程和临床工作辅导用书,在此向她们表示由衷的感谢与敬意!

由于编写时间仓促,编者水平有限,书中不足难免,恳请读者批评指正!

赵佛容　李秀娥

2017 年 10 月

目录

第一章

颌面部应用解剖生理

颌面部为面部的一部分,所谓面部是指上至发际,下达下颌骨下缘,两侧达下颌支后缘的部位。它是机体的主要显露部分,由颌骨、颞下颌关节、唾液腺及周围软组织构成。有咀嚼、消化、呼吸、吞咽、言语及表情等功能。

第一节 颌面部骨

一、上颌骨

上颌骨(图 1-1)位于颜面中部,左右各一,互相对称。参与眼眶底、口腔顶、鼻腔底及侧壁、颞下窝和翼腭窝、翼上颌裂及眶下裂的构成。其解剖形态极不规则,可分为一体(上颌骨体)和四突(额突、颧突、牙槽突、腭突)。

(一)上颌体
分为前外、后、上、内四面。
1. 前外面 又称脸面,上界眶下缘,下方移行于牙槽突,后界颧突及其伸向上颌第一磨牙的颧牙槽嵴与后面分界。在眶下缘中点下方约 0.5~0.8cm 处有椭圆形之眶下孔,孔内有眶下神经、血管通过。眶下孔向后、上外方通入眶下管,眶下神经阻滞麻醉时,针尖应注意此方向。
2. 后面 又称颞下面,参与颞下窝及翼腭窝前壁的构成。

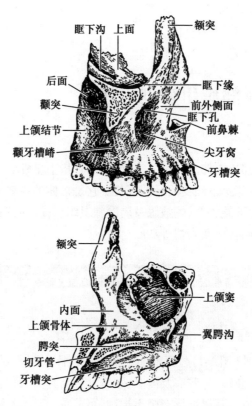

图 1-1　上颌骨(前外侧面)、上颌骨(内侧面)

该面与前外面之间的颧牙槽嵴,在面部与口腔前庭均可扪及,为上牙槽后神经阻滞麻醉的重要标志。后面中部有数小孔,称牙槽孔,向下导入上颌窦后壁之牙槽管,以通上牙槽后神经、血管。后面之下部,有粗糙之圆形隆起,称上颌结节,为翼内肌浅头之起始处。颧牙槽嵴和上颌结节是上牙槽后神经阻滞麻醉的重要标志。

3. 上面　又称眶面,构成眶下壁的大部,光滑呈三角形。其后份中部有眶下沟,向前、内、下通眶下管,该管以眶下孔开口于上颌体的前外面。上牙槽前、中神经由眶下管内分出,经上颌窦前壁和外侧壁分布到前牙和双尖牙。

4. 内面 又称鼻面,构成鼻腔外侧壁。在中鼻道有上颌窦的开口通向鼻腔。上颌骨骨质疏松,血运丰富,因此,上颌骨骨折出血较多,但较下颌骨易于愈合。

（二）四突

1. 额突 为一坚韧骨片,自上颌体的前内上部突向后上方,其上、前、后缘分别与额骨、鼻骨和泪骨连接。

2. 颧突 为三角形,伸向外上与颧骨连接,向下至第一磨牙部分,形成颧牙槽嵴。

3. 牙槽突 又称牙槽骨。自上颌体向下方伸出,系上颌骨包围牙根周围的突起部分,厚而质松,其前部较薄,后部较厚,两侧牙槽突在正中线结合形成蹄铁形的牙槽骨弓。

4. 腭突 为水平骨板,在上颌体与牙槽突的移行处伸向内侧,与对侧腭突在正中线相接,形成腭正中缝,参与构成口腔顶及鼻腔底。

二、下颌骨

下颌骨是颌面部骨中唯一可活动的骨骼,两侧对称。分为水平部和垂直部。水平部称下颌体,垂直部为左右下颌支（图1-2）。

（一）下颌体

呈弓形,具有内外两面及上下两缘。

1. 外面 正中有骨嵴称正中联合。在正中联合两旁近下颌骨下缘处,左右各有一隆起称颏结节。在下颌第二双尖牙下方或第一、二双尖牙之间的下方,下颌骨上下缘之间的稍上方有颏孔,孔内有颏神经、血管通过。

2. 内面 近中线处有上下两对突起,称为上颏棘和下颏棘,分别为颏舌肌及颏舌骨肌的起点。颏棘下方两侧各有一二

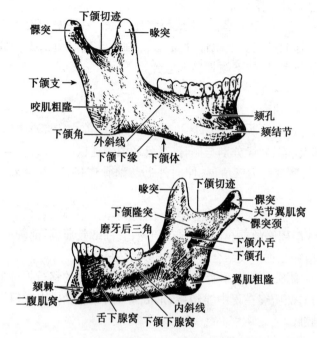

图 1-2 下颌骨(外侧面)、下颌骨(内侧面)

腹肌窝为二腹肌前腹附着处,从正中联合斜向后方与外斜线相对应之骨粗糙线为内斜线,又称下颌舌骨线,为颌舌骨肌附着处,此线前段上方之骨面光滑部,为舌下腺窝,下方之光滑面处为颌下腺窝。

3. 上缘 上缘骨质疏松,称牙槽突,中有排列整齐,容纳牙根的牙槽窝,是颌骨牙源性感染的好发部位。

4. 下缘 骨质致密而圆厚,下颌骨下缘常作为颈部的上界及颌下区切口的有关标志。

(二)下颌支

为一垂直的长方形骨板,可分为喙突、髁状突及内外两面。

1. 喙突 或称肌突,为下颌支的前上方的突起,有颞肌与咬肌附着。

2. 髁状突　或称关节突,分髁颈二部。髁上有关节面,与颞下颌关节盘相邻。髁状突下部缩小称髁状突颈,有翼外肌下头附着。髁状突是下颌骨的主要生长中心之一,在下颌骨发育完成前遭受损伤或破坏,影响下颌骨的发育,可导致颌面部畸形。

下颌骨为颌面部诸骨中体积最大、面积最广、位置亦最为突出,下颌骨的正中联合、颏孔区、下颌角、髁状突颈部为其最薄弱处,为骨折的好发部位。

下颌骨的血液供应主要来自下牙槽动脉,血运较差,因此,骨折愈合较上颌骨缓慢,骨髓炎发生率亦较上颌骨多且严重。

第二节　颞下颌关节

一、颞下颌关节的组成

颞下颌关节由颞骨关节面、下颌骨髁突、关节盘、关节囊和关节诸韧带组成(图 1-3)。颞骨关节面包括关节窝和关节结节。关节窝前为颞骨的关节结节。关节窝顶与颅中窝间仅隔薄层骨板。关节结节有两个斜面,前斜面为颞下窝的延伸。髁突顶面由一横嵴将其分为前后两个斜面。髁突的前斜面与关节结节的后斜面是颞下颌关节的负重区。关节盘由纤维软骨构成,其前部凹面向上,后部凹面朝下。关节盘位于关节窝与髁状突之间,其周缘与关节囊相连,将关节腔分为上、下两部。关节盘从前向后分前带、中间带、后带和双板区。前带与前伸部相连。双板区由弹性纤维和丰富的神经和血管所组成。关节囊为结缔组织组成的包囊,附着在关节周围,包裹着整个关节,密封关节腔。关节韧带每侧三条,分别为颞下颌韧带、蝶下颌韧带和茎突下颌韧带。关节韧带的作用为悬吊下颌,限制下颌过度运动。

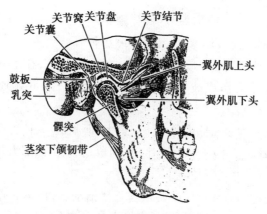

图 1-3　颞下颌关节的组成

二、颞下颌关节的运动

颞下颌关节既稳定又灵活,是颌面部唯一的一个关节,其功能十分精细,可做转动运动和滑动运动。两侧关节必须同时运动,故为一个左右联动关节。关节可做三个方向的运动,包括开闭口运动、前后运动及侧方运动。小张口时,关节活动主要在下腔,髁突在关节盘下转动;大张口时,髁突不仅有转动运动,还有髁突与盘沿关节结节后斜面向前下方的滑动运动;最大张口时,在大张口的基础之上,髁突在关节结节处仅做转动运动。当闭口时,与开颌运动呈相反的过程,舌骨上肌群松弛,闭口肌群收缩,下颌回到正中颌位。当张口过大,关节囊过度松弛,下颌骨髁突可滑至关节结节前方而无法退回关节窝,导致关节脱位。行手法复位时,须牵引下颌向下,使髁突低于关节结节,再将下颌后推,即可复位。

第三节　颌面部肌肉

颌面部肌肉可分为咀嚼肌与表情肌两类,前者受三叉神经的运动纤维支配,后者受面神经支配。其主要功能为管理人体的咀嚼、语言、表情和吞咽动作。

一、表情肌

表情肌又称为颅面肌,属皮肌,由薄层肌束构成,是面部肌肉的重要组成部分。表情肌起于骨或筋膜,止于皮肤,其肌纤维收缩时可使面部皮肤形成不同的皱褶和凹陷,从而表达喜、怒、哀、乐等各种表情,并部分参与咀嚼、呼吸、吞咽、言语等活动。表情肌主要分布于眼、口、鼻等裂孔周围。环形肌纤维有缩小裂孔的功能;辐射状肌纤维具有开大裂孔的作用。表情肌均由面神经支配,面神经损伤时则出现面瘫。

(一)口轮匝肌

口轮匝肌是围绕在口裂周围的括约肌,又称为口括约肌,为椭圆状环形扁肌,该肌可视为一个来自多个肌肉具有闭唇功能的功能单位,由浅层、深层及中层肌束构成。

(二)颊肌

颊肌位于颊部深层,紧贴口腔侧壁黏膜,为一薄而扁平的长方形肌肉,颊肌起于翼突下颌缝的前缘及上、下颌骨磨牙区的牙槽嵴,其肌纤维最终加入口轮匝肌,收缩时可使唇颊与牙齿贴紧,协助咀嚼及吸吮。

二、咀嚼肌

(一)颞肌

颞肌呈扇形,起于颞窝和颞深筋膜的深面,该肌穿行于颧弓深面继续下行,大多数肌束会聚为肌腱止于喙突(尖、内面、前缘及后缘)、下颌支前缘直至下颌第三磨牙后方。在咀嚼运动时,上提下颌(闭口)。

（二）咬肌

咬肌呈四边形，分浅、中、深三层。浅层最大，起于上颌骨颧突及颧弓下缘的前2/3；中层起于颧弓前2/3的深面和后1/3的下缘；深层起于颧弓的深面，三层纤维行向后下，止于下颌角、下颌支外侧面及喙突。在咀嚼运动时，上提下颌并微向前，还参与下颌侧方、前伸后退运动。

（三）翼内肌

翼内肌位于下颌骨内侧面，与咬肌相对应，呈四边形。有深、浅两头。深头粗大，起于腭骨锥突和翼外板内面；浅头起于腭骨锥突和上颌结节。该肌收缩时可上提下颌，并辅助下颌前伸及侧方运动。

（四）翼外肌

翼外肌为一粗短肌肉，几乎呈水平方向。该肌有上、下两头：上头起自蝶骨大翼的颞下面和颞下嵴；下头较为粗大，起自翼外板的外面。肌束向后外侧走行，两头的肌束于近止点处会聚。上头小部分肌纤维止于颞下颌关节的关节囊前内面和关节盘前缘；上头的大部及下头的全部肌纤维止于髁突颈上部前方的关节翼肌窝。该肌的主要功能为牵拉髁突和关节盘向前，使下颌前伸并下降，也参与下颌侧方运动。

第四节 颌面部血管

一、动脉

口腔颌面部的血液供应来源于颈总动脉的分支颈外动脉和锁骨下动脉（图1-4）。血液供应特别丰富。颈内、外动脉和锁骨下动脉之间都有吻合，且两侧动脉间相互吻合，构成密集的动脉网，因此，颌面部的血液供应非常丰富，这一解剖特点具有双重临床意义,一则手术与外伤均可引起较大量的出血,二则血运充足,可使颌面部组织具有很强的抗感染能力与伤口愈合能力。

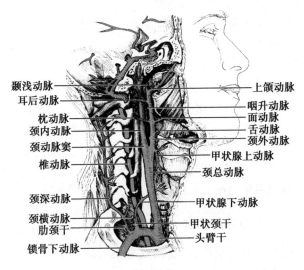

颞浅动脉
耳后动脉
枕动脉
颈内动脉
颈动脉窦
椎动脉
颈深动脉
颈横动脉
肋颈干
锁骨下动脉

上颌动脉
咽升动脉
面动脉
舌动脉
颈外动脉
甲状腺上动脉
颈总动脉
甲状腺下动脉
甲状颈干
头臂干

图 1-4　头颈部动脉

二、静脉

口腔颌面部静脉属支多而细,互相吻合成网,变异较多,多数静脉与同名动脉伴行。其静脉血主要通过颈内、外静脉回流至心脏。一般分为深、浅两个静脉网。面静脉瓣发育不完善,少且薄弱,不能阻挡静脉血逆流,因此,颌面部感染可循静脉途径向颅内扩散,引起海绵窦血栓性静脉炎等严重颅内并发症。故常称鼻根至两侧口角区为面部危险三角区。

第五节　颌面部淋巴结和淋巴管

口腔、颌面、颈部的淋巴结和淋巴管较为丰富,共同组成此部的防御系统。淋巴结主要功能是产生淋巴细胞、滤过淋巴并参与机体的免疫反应。

头颈部各解剖区域的淋巴直接回流到相应区域的淋巴结,这些淋巴结叫做区域淋巴结。区域淋巴结的意义在于:如果已知病变的部位,可以推断该区域可能受累的淋巴结;相反如果一个或一群淋巴结发现有病变,尽管原发灶不明显,也可帮助诊断该淋巴结所收集区域内的原发病变。

在正常情况下,淋巴结与软组织硬度相似,一般不易触及,但当其淋巴结所收纳的范围内有炎症时,该淋巴结就会肿大和疼痛。如系肿瘤侵及,淋巴结多呈无痛性肿大,质地由软变硬,逐渐固定并可触及,但也有未能触及淋巴结者。口腔颌面部原发恶性肿瘤也大多沿淋巴道转移。

根据口腔、颌面、颈部淋巴结所在部位和排列方向,可划分为环形组和纵形组两大淋巴结群。

一、环形组淋巴结群

环形组的淋巴结群,主要指从枕部、耳周、下颌下到颏下的区域淋巴结群,由后向前环绕头颈部交界处排列,包括:枕淋巴结、耳后淋巴结、腮腺淋巴结、面淋巴结、下颌下淋巴结及颏下淋巴结。环形组淋巴结群,除腮腺深淋巴结和部分下颌下淋巴结之外,大多数淋巴结位置较浅,其淋巴输出管常汇入纵形组淋巴结。

二、纵形组淋巴结群

纵形组淋巴结群位置较深,常沿血管、神经或器官附近呈纵形排列,其输出管组成颈淋巴干。左、右颈淋巴干分别汇入胸导管或右淋巴导管。纵形组淋巴结群包括咽后群、颈前群及颈外侧群。

第六节 颌面部神经

口腔颌面部主要神经有运动神经(面神经)和感觉神经(三

叉神经)。

一、面神经

为第Ⅶ对脑神经,主要是运动神经,伴有味觉和分泌神经纤维。面神经经茎乳孔出颅后,进入腮腺实质内分为 5 支(图 1-5),从上而下依次是颞支、颧支、颊支、下颌缘支和颈支,支配面部表情肌的活动。面神经损伤可能导致较明显的面瘫表现。

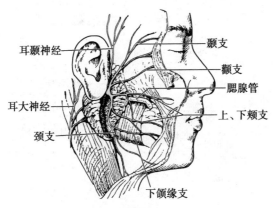

图 1-5 面神经及其分支

1. 颞支 自颞面干发出后,经髁突浅面或前缘距耳屏前 10~15mm 处腮腺上缘。当其受损伤后,同侧额纹消失。

2. 颧支 自颞面干发出,自腮腺前上缘穿出后行向前上。当其受损伤后,眼睑不能闭合。

3. 颊支 自颈面干发出,或来自颞面、颈面两干,出腮腺前缘。当其受损伤后,鼻唇沟消失变平坦,且鼓腮无力,食物积存于颊部等。

4. 下颌缘支 自腮腺前下方穿出,向下前行于颈阔肌深面。在下颌角处位置较低,然后往上前行,越过颌外动脉和面前静脉往前上方,分布于下唇诸肌。当其受损伤后,病人口角下垂,流涎。

5. 颈支　自腮腺下缘穿出,分布于颈阔肌。当其受损伤后,颈部皮纹消失,影响口角的微笑活动。

二、三叉神经

为第 V 对脑神经,是脑神经中最大的一对(图 1-6),为颅前部、面部、眼眶、鼻腔及口腔等处之感觉神经及咀嚼肌的运动和感觉神经。三叉神经根与脑桥臂相连,司颌面部的感觉和咀嚼运动。三叉神经的感觉神经,自颅内三叉神经半月节分出三大支:第一支为眼神经,第二支为上颌神经,第三支为下颌神经。

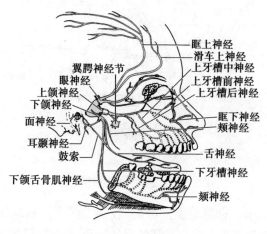

图 1-6　三叉神经

第七节　唾　液　腺

分泌唾液进入口腔的腺体被称之为涎腺。涎腺又名唾液腺,它包括三对大唾液腺和许许多多个位于唇、颊、舌、腭等处的黏膜固有层及黏膜下层的小唾液腺。人体三对大唾液腺包括腮腺、下颌下腺及舌下腺(图 1-7),其分泌的唾液通过各自的导管系统排入口腔;小唾液腺则将产生的唾液通过小开口直接或通过微小导管间接排入口腔。根据唾液腺腺体的组织结构特点及分泌液的性质,唾液腺可分为浆液性腺、黏液性腺以及混合性腺。腮腺属浆液性腺,下颌下腺和舌下腺都属混合性腺。大多数小唾液腺以黏液性腺为主。唾液有湿润口腔黏膜、消化食物、杀菌、调和食物便于吞咽以及调节机体水分平衡等作用。

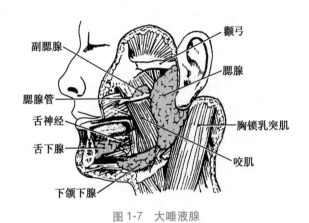

图 1-7 大唾液腺

一、腮腺

是唾液腺中最大的一对,位于颜面部的两侧,外耳道前下方和下颌后窝内。腺体呈不规则的楔形,有多数的突起如面突、咽突等。腮腺导管长约 5~7cm,管腔直径约 3mm,导管行至嚼肌前缘时,呈直角向内穿过颊肌,开口于颊黏膜上的腮腺乳头,该乳头对上颌第二磨牙牙冠处。

二、下颌下腺

是口腔三大唾液腺之一,属混合腺,位于两侧颌下三角内,形状似扁椭圆形。导管从腺体深部发出,管长约 5cm 左右,管壁较薄,行于下颌舌骨肌与舌骨肌之间,开口于舌系带两旁的舌下阜。管口较粗大,易受损伤,牙垢与异物易进入,因而,颌下腺导管结石较多见。

三、舌下腺

为三大唾液腺中最小的一对,为混合腺。位于舌下区,在口底黏膜舌下皱襞的深面、下颌舌骨肌上方。由多数小腺所构成,各小腺泡有其单独的短小导管,直接开口于口底。舌下腺导管多而细小,开口较小,不易发生逆行性感染,但可引起腺导管阻塞,形成潴留性囊肿。

（毕小琴）

第二章

颌面外科病房管理

病房是病人接受诊疗、护理和休养的地方,应为病人创造一个安全、安静、舒适、整洁的医疗环境,以满足病人生理、心理和治疗的需要。

第一节　布局设置与环境管理

一、布局设置

1. 每个病房为一个独立的护理单元,设有普通病房、急危重症病人的观察室、治疗室、换药室、用物处理区、交班室和医护人员办公区等。病床一般为 30~40 张为宜。

2. 病房可设单人、双人或多人间,多人间一排不超过 3 张床位,双排不超过 6 张病床。

3. 每张床位占用面积 6~7m²,床间距≥1.0m,床沿距墙壁≥0.6m,单排病房通道净宽≥1.1m,双排病房通道净宽≥1.5m,两床之间设有床帘。

4. 病房空间高 3~3.3m。

5. 病房墙面颜色柔和,如:白色、蓝色等。

6. 设开放式中心护士站,治疗室和观察室紧挨护士站,便于护士治疗和观察病人。

7. 床位数与护士比例不低于 1∶0.4。

8. 床位配有供氧、压缩空气、负压吸引的装置和多个电源插座。

9. 病床为可调节、移动式转运床,配有床栏和输液架。每床配餐板。

10. 配多功能心电监护仪、中心负压和电动吸痰器、床单元消毒仪、空气消毒仪等。

11. 抢救物资　配备移动式气管插管抢救车,包括各种急救物资和药物。

12. 信息系统　配备医生和护士用信息系统(电脑等)。

二、环境管理

1. 安静　病房应保持安静,避免噪声,工作人员做到"四轻"。

2. 整洁　保持病房护理单元陈设齐全,规格统一,用物摆放统一、使用方便;病人皮肤、头发、衣服等清洁干净;工作人员仪表端庄、服装整洁。

3. 舒适

(1) 温度和湿度适宜:室内温度以 18~22℃ 为宜,湿度50%~60%。有空气调节装置。

(2) 室内保持空气流通,定时开窗通风换气,每次通风30min 左右。

(3) 室内光线明暗度适中,病人休息时可用床帘或窗帘遮光,晚上可用地灯或床头灯。

(4) 色调:病房墙壁应以浅色为宜,儿童病房可增加卡通画。

4. 安全

(1) 避免引起病人躯体损伤的因素:防坠床、跌倒、防化学性伤害等。

(2) 预防医院内感染。

(3) 避免医源性损伤。

(邓立梅)

第二节　仪器设备管理

一、高频电刀

【用途】

高频电刀是一种取代机械手术刀机械用于软组织切割的电外科设备,通过电刀手柄尖端产生的高频电压电流与肌体接触时产生热能,使肌体组织分离和凝固,适用于外科手术软组织切割及止血。

【使用方法】

1. 接通电源、功能自检。

2. 选择程序

(1) 选择不同的电切和电凝模式。

(2) 根据手术部位、方式及病人年龄调节输出功率。

3. 连接负极板。

4. 连接电刀手柄。

【维护及保养】

1. 使用前检查高频电刀性能是否良好。

2. 使用结束后用中性消毒剂对主机、负极板连线进行清洁消毒。

3. 严格按操作流程操作,使用结束后及时关闭电源。

【注意事项】

1. 功率选择为达到切割或止血要求最小功率。

2. 有心脏起搏器者一般不能使用,如使用必须按照起搏器说明书规定,并做好防护措施。

3. 负极板安放位置应肌肉平坦、血管丰富,尽量靠近手术区,避开骨突隆处。

4. 病人皮肤不得直接接触手术床金属部分,以免烧灼伤。

二、骨动力系统

【用途】

骨动力系统适用于对人体骨骼进行切割、转孔、扩孔及修整打磨。

【使用方法】

1. 连接电源线、电机线和脚踏,开机,功能自检。

2. 调节输出功率。

3. 根据手术需要选择机头手柄,安装钻针或锯片。

4. 连接机头手柄,在安全区试用机头手柄,试用无异常后方可使用。

【维护及保养】

1. 使用前应检查设备及手柄性能是否良好。

2. 使用后的手柄用专用清洁剂清洗后,前端向下在流动水下进行冲洗,避免手柄内部进水,用专用保养油进行保养。

3. 使用结束后用中性消毒剂清洁消毒主机、电机线及脚踏开关。

【注意事项】

1. 使用过程中电机线不可折叠。

2. 手柄不得进水或血液。

3. 术中动力系统暂停使用时应将手柄置于安全区,防止误踩脚踏开关从而误伤手术人员或手术病人。

4. 术中更换钻针锯片时应将手柄与电机线断开后方可进行操作。

5. 使用结束后须先关闭电源后再断开各类连线。

三、超声刀

【用途】

超声刀是一种用于软组织切割并止血,并避免热损伤的外科电设备,在外科手术中替代高频电刀。多功能超声刀可同时使用高频电刀。

【使用方法】

1. 接通电源,功能自检。

2. 连接换能器。

3. 连接负极板。

4. 连接电刀。

5. 选择输出功率。

6. 连接超声刀头。

【维护及保养】

1. 使用结束后用中性消毒剂清洁消毒主机、换能器、负极连线及脚踏开关。

2. 超声刀头用完后应及时清洁,避免血液凝结。

3. 刀刃用软布擦拭,以免损伤刀刃。

【注意事项】

1. 连接超声刀头时刀头应垂直向上。

2. 拆除刀头时应先关闭电源。

3. 使用过程中刀刃不得接触金属。

4. 禁止在不抓取组织情况下使用刀头。

5. 禁止在血液中使用刀头。

6. 刀头暂停使用时刀刃不可接触病人,防止烫伤。

四、电动手术床

【用途】

电动手术床是以电动液压为动力,通过手按控制板调节手术床高度、倾斜度、背板、头板、肩部、脚板高度及角度,从而调节手术病人体位,充分暴露手术野,同时便于麻醉医生观察并进行操作。

【使用方法】

1. 将手术床置于合适的位置,接通电源,按锁定键或踩下刹车踏板固定手术床。

2. 根据手术体位要求安装附件。

3. 根据手术需要调节手术床高度、倾斜度、背板、头板、肩部、脚板高度及角度。

【维护及保养】

1. 手术结束后应及时将手术床恢复平衡位置。

2. 使用中性消毒剂清洁消毒手术床。

3. 定期充电,充电结束后及时断开电源,以免缩短蓄电池寿命。

【注意事项】

1. 完成手术床调节后要确保手术床处于锁定状态。

2. 释放底座刹车时勿将脚放于底座下。

3. 勿让病人坐在头板、手臂板和腿板之上。

4. 手按控制板不使用时应挂在手术床侧面钢轨上。

（杨　晖）

第三章

颌面外科病人管理

第一节 颌面外科住院病人管理

一、入院病人管理

1. 护士主动、热情接待病人,及时安排床位,建立住院病历并通知医生。

2. 带病人或家属熟悉病房环境,将病人送到床旁,妥善安置,做入院介绍,请病人或家属在《入院宣教》《住院告知》上签字。

3. 责任护士对新入院病人做入院评估,制定护理措施。

4. 做好病人的心理护理,认真履行告知义务,取得病人主动配合。

5. 遵医嘱为病人进行治疗护理。

二、出院病人管理

1. 主管医生开医嘱后,护士通知病人出院并协助办理出院手续。

2. 为病人做出院宣教,包括病情观察、饮食、休息、睡眠、运动、正确用药、复查时间等。

3. 征求病人意见或建议,不断改进护理工作。

4. 整理病历,撤走床头牌及各种治疗卡。

5. 责任护士帮病人整理携带物品,并送出病房。

6. 床单位终末消毒处理后,铺备用床迎接新病人。

三、转出转入病人管理

1. 由病房主管医生确定转入或转出,责任护士遵医嘱通知病人及家属。

2. 转出前,责任护士评估病人的一般情况、生命体征,急危重症病人由医护人员护送转出。

3. 将转出病人的病情、护理记录,与新病区值班护士交接。

4. 护士交接病人病历、皮肤、病情、生命体征、输液、引流管等,做好特殊情况的交接。

5. 责任护士向病人介绍新病区的环境、医生及责任护士等情况,取得病人配合。

6. 手术病人返回病房后,责任护士记录返回病房的时间,监测病人生命体征、观察意识状况、伤口、引流、输液以及皮肤情况,并记录在护理记录单上。

四、急危重症病人安全管理

1. 急危重症病人入院、转科由所在科室的护士,先电话通知接收科室,并护送病人至病房。接收科室护士接到电话后立即通知医生、准备好病床及抢救用物,并做好病人病情交接。

2. 认真落实分级护理制度。

3. 急危重症病人出科做任何检查应由医护陪同前往。

4. 遇急危重症病人病情发生异常,医生如果不在场,护士除立即通知医生外,应迅速根据病人的情况采取各种抢救措施,如吸氧、吸痰、建立静脉通道等。

5. 配合医生抢救时,护士应做到沉着、冷静、敏捷,并注意语言严谨,避免引起医疗纠纷。

6. 对谵妄、躁动和意识障碍的病人,合理使用防护用具,防止意外发生。牙关紧闭、抽搐的病人,可用牙垫、开口器,防止舌咬伤,同时暗化病房,避免因外界刺激引起抽搐。

7. 急危重症病人抢救时,病人家属应在候诊区等候。

8. 做好基础护理,严防护理不当而出现的并发症。

9. 护士在工作中严格执行三查七对制度,准确执行医嘱,确保病人的医疗安全,严格交接班,保持工作的连续性。

10. 严密监测病人生命体征,及时准确地记录病情,严禁对病历进行涂改、隐匿、伪造、销毁等。

第二节 颌面外科病人风险评估及护理

一、住院病人风险评估

颌面外科住院病人应从以下几方面进行风险评估:

1. 健康史 重点评估病人有无合并高血压、糖尿病、心血管疾病等,有无脑梗史、出凝血障碍、精神病史等,患病以来的饮食、睡眠情况。用药史、过敏史等。

2. 身体状况 采用早期预警评分量表(MEWS 评分表)评估病人身体情况,监测生命体征,及时发现病人病情的变化(表3-1)。

3. 呼吸道通畅情况 评估病人呼吸道有无阻塞,口底、舌体有无肿胀,有无任何可导致呼吸道梗阻的因素。

4. 评估有无坠床/跌倒、压疮、导管脱落等的风险。

5. 心理状况 评估病人有无焦虑、恐惧等,有无精神异常或服用精神类药物史。

处理原则:当早期预警评分单项 3 分,总分 5 分应报告医生,30min 内按需处理。对于评估可能出现呼吸道梗阻及其他风险时,应积极干预,采取预警措施,加强监控和护理,避免风险事件出现。

表 3-1 早期预警评分量表（MEWS 评分表）

项 目 \ 评 分	3	2	1	0	1	2	3
体温（℃）		≤35	35.1~36	36.1~38	38.1~38.5	>38.6	
脉搏（次/min）		≤40	41~50	51~100	101~110	111~130	>130
呼吸（次/min）		≤8		9~14	15~20	21~29	≥30
收缩压（mmHg）	≤70	71~80	81~100	101~199		≥200	
意识水平				清醒	对声音有反应	对疼痛有反应	无反应

备注：总分＝各项分值相加。当评分单项 3 分，总分 5 分应报告医生。MEWS 评分 5 分，是鉴别病人病情严重程度的临界点，当 MEWS 评分>5 时，病情恶化的可能性增大；当 MEWS 评分>9 时，死亡的危险性增加

二、住院病人风险监控及护理

（一）误吸/呼吸道梗阻

1. 处理措施

（1）畅通呼吸道,消除梗阻的因素。

（2）误吸者立即使病人采取俯卧位,头低脚高,叩拍背部,尽可能使吸入物排出,并同时通知医生。

（3）及时清理口腔内痰液、呕吐物等。

（4）监测生命体征和血氧饱和度,如出现严重发绀、意识障碍及呼吸频率、深度异常,在采用简易呼吸器维持呼吸的同时,急请麻醉科插管吸引。

（5）做好记录,必要时遵医嘱开放静脉通路,备好抢救仪器和物品。

（6）通知家属,向家属交代病情。

（7）做好护理记录。

2. 预防方法

（1）减少口底、面部肿胀的因素,可将后坠的舌用丝线牵出,保持固定稳妥。

（2）及时抽吸口腔及呼吸道内的分泌物,鼓励病人咳痰。

（二）大出血

1. 处理措施

（1）病人绝对卧床休息,头部稍高并偏向一侧,防止呕吐物误吸入呼吸道。

（2）立即通知医生,准备好抢救车、负压吸引器、麻醉机等抢救设备,积极配合抢救。

（3）迅速建立有效的静脉通道,遵医嘱实施输血、输液及应用各种止血治疗。

（4）及时清除血迹、污物。必要时用负压吸引器清除呼吸道内分泌物,避免吸入性误吸。

（5）给予氧气吸入。

（6）作好心理护理,关心安慰病人。

（7）严密监测病人的心率、血压、呼吸和神志变化,必要时进行心电监护。

（8）准确记录出入量。判断病人的出血量,防止发生并发症。

（9）协助医生找到出血点,实行压迫止血或缝合止血。

（10）通知手术室进行紧急手术准备。

（11）认真做好护理记录,加强巡视和交接班。

2. 预防措施

（1）保持呼吸道通畅,避免过度咳嗽,以免伤口或病灶部位出血。

（2）保持大便通畅,避免用力解便,可能导致的伤口裂开出血。

（3）术后饮食清淡,注意观察大便的颜色,有无消化系统的症状,避免出现术后消化道应激性溃疡出血。

（三）坠床／跌倒

1. 处理措施

（1）对病人的情况做初步判断,如测量血压、心率、呼吸,判断病人意识等,初步了解受伤情况。

（2）医生到场后,协助医生进行检查,遵医嘱进行正确处理。

（3）如病情允许,将病人移至抢救室或病人床上。

（4）向上级领导汇报（夜间通知院总值班）。

（5）协助医生通知病人家属。

（6）认真记录病人坠床／跌倒的经过及抢救过程。填报不良事件报告。

2. 预防措施

（1）告知病人或家属,签署预防坠床／跌倒告知单。

（2）在病人床头或床尾挂防坠床/跌倒的警示标识。

（3）将日常用品及呼叫铃放置于病人触手可及处。

（4）告知病人用药后如果感到头晕、血压不稳时，不要起床和下床；若需要起床或下床，由家属扶着缓慢更换体位，先坐起来，稳定后坐在床缘，待无不适后再由家属扶下床，上厕所时应使用坐便器，蹲下及站起时，动作要慢。

（5）保持地面整洁、无水渍。

（6）将物品尽量收于床头柜内，保持病房及走道宽敞，避免跌倒。

（7）病人有躁动不安、意识不清时，护士会将床档拉起，并予以约束带保护，切勿翻越已拉起的床护栏或自行取下护栏及约束带。

（8）穿大小合适的衣裤和鞋，避免裤腿过长，鞋子要防滑，切勿打赤脚。

（四）药物过敏反应

1. 处理措施

（1）立即停药，密切观察病情变化，遵医嘱使用异丙嗪、氯苯那敏等抗过敏药物。

（2）病人平卧，给予保暖、吸氧，必要时建立有效的静脉通道。

（3）立即通知医生到场处理。

（4）遵医嘱用药及实施抢救措施。

（5）密切观察病情变化，评价治疗与护理效果，做好护理记录。

2. 预防措施

（1）了解病人药物过敏史，避免接触致敏药。

（2）按有关规定和要求进行药物（如青霉素等）的过敏试验，试验阴性后方可用药，密切观察用药后反应，特别关注迟缓反应。

（五）肺水肿

1. 处理措施

（1）立即停止输液或将输液速度降至最低。

（2）及时与医生联系进行紧急处理。

（3）若病情允许将病人安置为端坐位，双下肢下垂，以减少回心血量，减轻心脏负担。

（4）加压给氧，减少肺泡内毛细血管渗出，同时湿化瓶内加入 20%~30% 的酒精，改善肺部气体交换，缓解缺氧症状。

（5）遵医嘱给予镇静、扩血管和强心药物。

（6）认真记录病人抢救过程。

（7）病人病情平稳后，加强巡视，重点交接班。

2. 预防措施

（1）严格执行输液操作规程。

（2）密切观察输液、输血过程中病人反应。

三、急危重症病人风险评估及护理

颌面外科急危重症病人可采用风险评估表（表 3-2）进行评估，并根据评估情况采取积极的防范措施，严密观察，及时处理。

表 3-2　颌面外科急危重症病人风险评估及防范措施表

项　目 内　容	风险评估	防控措施
病情变化	□猝死 □出血 □昏迷 □脑疝 □其他	□按照护理级别按时巡视病人，落实基础 　护理措施 □护理记录真实、准确、客观、完整、及时 □加强意识、瞳孔和生命体征监测，及时 　准确执行医嘱 □常规抢救设备完好 □常规抢救药品完好

续表

内容 项目	风险评估	防控措施
心理因素	□恐惧 □愤怒 □焦躁 □悲伤 □其他	□帮助病人适应住院生活,详细介绍病情及预后 □多陪伴病人,多与病人接触交谈,同情、关心病人,了解其心理动态及情绪波动的原因 □营造安静舒适的休息环境,避免强光、噪音等不良刺激,避免一切精神干扰,消除有害刺激因素 □合理安排陪护与探视,使其充分享受亲情
护理并发症	□口腔炎 □肺部感染 □泌尿系感染 □压疮 □其他	□协助病人漱口,口腔护理每日两次 □保持环境卫生,按时翻身拍背,协助咳痰 □会阴清洁每日一次,导尿病人尿道口护理每日两次 □床单元平整干燥,翻身拍背每 2h 一次
病人安全	□跌倒 □烫伤 □坠床 □导管滑脱 □误吸 □静脉炎 □自伤 □其他	□床头警示,穿防滑鞋,行动有陪伴,用助行工具,勤巡视 □床头警示,温水袋外裹毛巾,水温不超过 50℃,加强巡视 □床头警示,加床栏,必要时用保护性约束,加强巡视 □妥善固定导管,移动病人时注意导管位置,加强巡视 □床头抬高 30°～45°,从健侧喂食,增加食物黏稠度 □严格执行无菌操作,遵守操作规程 □加强看护,各班认真交接

（毕小琴）

第四章

手术室管理

随着临床医学科学的迅猛发展,颌面外科手术也向着高、尖、难、精细、复杂的方向发展,对手术室的要求也越来越高。因此,要求其建筑位置、结构、布局合理,洁净条件达标,功能健全,以确保病人安全。

第一节　手术室设置与环境管理

手术室在建筑设计上应成为一个远离污染源且独立的完整体系,以方便手术,利于清洁、消毒、灭菌为原则。手术室的设计应符合功能流程及无菌技术要求,位置及手术间的数量与设置都应根据医院的实际情况来确定。

一、手术室环境设置

（一）位置

手术室应设在安静、清洁,与外科病房、监护室、病理科、放射科等邻近的地方,以便于转运病人、术中病理检查、摄像、取血。从发展的角度考虑,手术室和供应室为相邻的科室,能为工作提供极大的便利,有利于节约人力、物力、财力。

（二）手术室的出入路线

手术室出入路线布局原则应符合功能流程和洁、污分区要求。应设三条出入路线,一为工作人员出入路线;二为病人出入路线;三为器械敷料等循环供应路线。三条出入路线尽量做到隔离,避免交叉。

（三）手术室用房的设置

手术室是以手术间为中心,再配备其他辅助房间组成一个完整的手术室。

二、手术室分区

（一）非限制区

设在最外侧,包括接收病人区、更鞋室、更衣室、标本室、污物间、亲属等候室、手术间外走廊等。

（二）半限制区

设在中间,包括办公室、手术教学室、值班室、餐饮室、库房等。

（三）限制区

设在内侧,包括手术间、洗手间及无菌物品间、麻醉准备室、手术间内走廊等。为保持空气洁净,在限制区内工作人员应戴好口罩帽子。

三、手术室空气净化

近年来,大量医学实践与研究认为,手术部位感染的风险是个复杂、多量变的综合结果,但洁净的空气环境、控制手术间人数、预防性使用抗生素,无疑是有效降低手术部位感染率发生的重要手段。通过净化空调系统,有效控制室内的温度、湿度及尘粒的洁净手术室是最理想、最高效的选择。

（一）洁净手术室的净化技术

空气洁净技术是通过科学设计的多级空气过滤系统,最大程度地消除空气中的悬浮微粒及微生物,全过程控制感染,创造洁净微生物环境的有效手段。

手术室空气净化按净化空间分型有两种。

1. 全室净化　采用天花板或单侧墙全部送风,使整个手术间都达到所要求的洁净度。这是一种较高级的净化方式,但由于术野以外区域空气洁净度对手术切口感染影响不大,而全室空气净化室造价高,因而建造受到一定限制。

2. 局部净化　仅对手术区采用局部顶部送风或侧送风,只使手术区达到所要求的洁净度。一般认为,以手术床为中心的 2.4m×1.2m 的范围是手术室无菌要求最严格的部位。因此,局部净化是我国手术室空气净化的主要类型(图 4-1)。

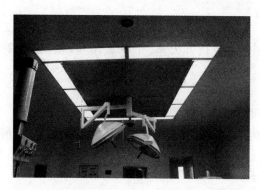

图 4-1　洁净手术室

（二）洁净手术室的用途

空气洁净手术室指空气洁净度不低于 100 000 级的手术室。根据每立方米中粒径≥0.5μm 空气灰尘粒子数的多少,洁净手术室可分 100 级、1000 级、万级、十万级、三十万级。

据手术室净化级别的不同,其用途各有不同(表 4-1)。

四、手术室清洁卫生

1. 每日做平面卫生(各手术间、无菌室、器械间、更衣室等)。

表 4-1 不同净化级别手术室的用途

洁净环境	洁净等级	尘粒数 （个/m³）	适用手术种类
I	100 级	≤3500	假体植入、大型器官移植、手术部位感染可危及生命的手术
II	1000 级	≤3.5 万	涉及深部组织及生命主要器官的大型手术
III	10 000 级	≤35 万	其他外科手术
IV	100 000 级	≤350 万	感染和重度污染手术

2. 接台手术之间应对手术间空气、物表及地面进行清洁消毒工作。

3. 每周刷洗手术间地板 1 次。

4. 手术间每周大扫除 1 次。

5. 手术结束后应立即清除各种污物，清洁工作完成后，手术室净化空调系统应继续运行至少 30min 再关闭净化设备。

6. 每 2 周定期对初效过滤器、回风网用 1000mg/L 含氯消毒剂湿拭；每 6 个月更换初效、中效过滤器；每年更换高效过滤网。

第二节 手术室安全管理

护理安全管理是指为保证病人的身心健康，对各种护理不安全因素进行有效的控制，运用技术、教育、管理三大对策，从根本上采取有效的预防措施，把差错事故减少到最低限度，确保病人安全，防范意外事故，把隐患消灭在萌芽状态，创造一个安全高效的医疗护理环境。

一、手术病人主要安全问题

1. 手术相关错误 错误的手术病人、错误的手术部位、错误的手术方式。

2. 手术切口感染。

3. 异物遗留手术切口内。

4. 手术中用药或者输血错误。

5. 术中火灾、烫伤或烧灼伤。

6. 体位性压疮、神经损伤。

7. 手术标本遗失或者留置错误。

二、手术病人安全管理

（一）严格执行手术安全核查制度

手术病人的安全核查包括术前、术中、术后的安全核查。

1. 术前安全核查　包括病人进入手术室前、麻醉实施前、手术开始前的安全核查。

（1）病人进入手术室前：由手术室护士、病房护士及病人共同确认病人身份、完善的术前检查及准备、知情同意书、手术部位标识及携带物品。

（2）麻醉实施前：手术医生、麻醉医生及巡回护士三方按《手术安全核查表》依次共同核查病人身份、手术部位与标识、手术方式、麻醉安全检查、手术知情同意书签署情况、皮肤完整情况、术野皮肤准备、静脉通道建立情况、过敏史、术前备血情况、有无体内植入物及影像学资料等内容。

（3）手术开始前：划刀前手术医生、麻醉医生及巡回护士三方再次共同确认病人身份、手术方式、手术部位及标识、手术物品准备情况，并确认手术及麻醉风险预警。

2. 术中安全核查　术中重点进行物品清点、标本管理、术中安全用药、输血的核查。

（二）术中病人的安全管理

应加强重点环节及重点时段的管理，包括手术开始前、手术结束后、术中添加物品时、术中用药或输血时及术后病人的搬运及转送;同时应妥善固定病人,合理应用各种体位垫,预防病人跌倒坠床及体位性压疮。

(三)手术设施的安全管理

规范使用各类手术设施有效地预防病人手术过程中烧伤、电灼伤,防止术中火灾的发生。

(四)用药的安全管理

应严格进行三查七对,所有医嘱均应双人查对,有误用风险的药品应分开放置,内用药及外用药应严格区分,非抢救状态下禁止执行口头医嘱。

(五)输血的安全管理

应严格执行三查八对制度,一次只能领取一个病人的血袋,输血前应与麻醉医生双人核对后方可执行。

(六)预防手术部位感染

措施包括保持洁净的手术环境、手术人员严格进行手卫生、严格执行无菌技术操作规范、规范地预防性使用抗生素、给病人正确的备皮方式、术中保暖、围手术期血糖控制、缩短病人术前等候时间。

三、手术物品安全管理

手术物品管理难点在于器械多、易耗品多、仪器设备多,管理目的是物尽其用、减少浪费、降低成本、让物品增效,维护性能、延长使用寿命,充分满足手术需要。手术室物品管理包括手术器械的管理、常用手术仪器的管理、常用药品的管理等。

(一)手术器械的安全管理

1.常规手术器械按手术所需分类组合打包,包内设器械基数卡,便于清点。

2. 手术器械包使用前须检查包装是否完整、灭菌效期及包外包内灭菌指示,确认合格后方可使用。

3. 手术器械使用前应检查其外观性能,有损的器械应做好标识并及时与中心供应室联系,以便于及时更换。

4. 器械用后应及时清除所附血迹、污迹,及时送供应室清洗、保养、打包及灭菌。

5. 精细器械应单独清洗、单独包装、单独交接及单独存放,以延长其使用寿命。

6. 医疗植入物管理 严格按医院高值耗材的准入制度申领及使用,使用记录须能够追溯产品来源、去向、名称、型号、数量及品牌,并附在病历中保存。

（二）常用手术仪器的安全管理

1. 为每一台仪器建立档案,并建立使用流程及故障应急预案,每次使用后均须进行使用登记。

2. 新进仪器使用前均应对全科人员培训仪器性能、用途、使用流程、保养维护及常见故障排查,考核合格后方可使用。

3. 出现故障应立即停止使用并及时报修,保证手术安全。

4. 定期培训及考核。

第三节 手术室无菌技术

手术室基本无菌技术主要有外科手卫生、穿无菌手术衣、戴无菌手套、铺置无菌器械桌、手术野皮肤消毒及无菌巾单的铺置以及术中手术器械的传递等。

一、外科手消毒

外科手消毒是指手术人员在外科手术前用抗菌洗手液和流

动水洗手,再用手消毒剂清除或杀灭手部暂驻菌、减少常驻菌,从而去除指甲缝、手及手臂的污物和暂住菌,抑制微生物快速生长,预防病人术中被感染的过程。

(一)操作步骤

1. 七步法揉搓洗手(图 4-2) 取适量抗菌洗手液依次清洗双手手掌、手背、指缝、指关节、拇指及指尖后旋转揉搓手腕、前臂及上臂下 1/3,用流动水冲洗干净后用无菌毛巾或一次性纸巾依次擦干。

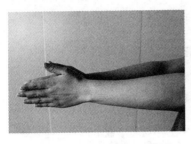

(1)第一步:掌心相对,手指并拢,相互揉搓

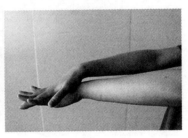

(2)第二步:手心对手背沿指缝揉搓,交换进行

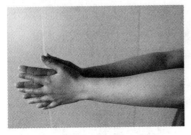

(3)第三步:掌心相关,双手交叉指缝相互揉搓

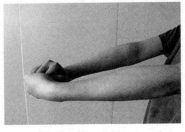

(4)第四步:弯曲手指使关节在另一掌心旋转揉搓,交换进行

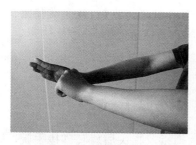 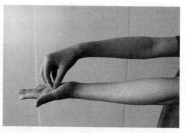

（5）第五步：一手握住另一手拇指　　（6）第六步：并拢指尖放在另一掌
　　　旋转揉搓，交换进行　　　　　　　　心旋转揉搓，交换进行

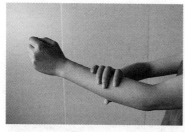 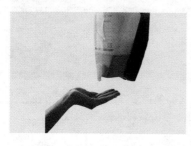

（7）第七步：从手腕开始旋转揉搓手　　旋转揉搓至上臂下 1/3 处，同法擦
　　　腕、前臂全段　　　　　　　　　　洗另一只手手腕及手臂

图 4-2　七步法揉搓洗手

2. 涂抹手消毒（图 4-3）　分别取手消毒剂 3~5ml 均匀涂抹于双侧手腕、前臂及上臂下 1/3，再取 3~5ml 手消毒剂按六步洗手法的顺序均匀涂抹于双手，待消毒剂稍干后进入手术间。

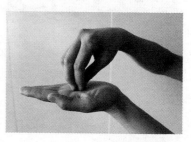

（1）第一步：取手消毒剂 3~5ml　　（2）第二步：另一手指尖并拢于该
　　　于手掌心　　　　　　　　　　　　掌心揉搓

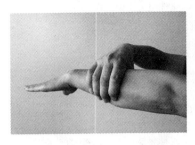 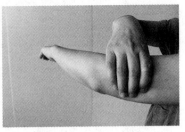

（3）第三步：用剩余的消毒剂均匀揉搓另一手手腕

（4）第四步：继续揉搓前臂全段及上臂下 1/3，换手，重复第一步至第四步

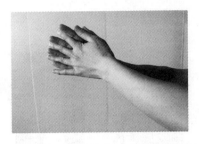

（5）最后取 2ml 手消毒剂，按六步洗手法的顺序及方法将其均匀涂抹于双手

图 4-3　涂抹手消毒

（二）操作注意事项

1. 外科手消毒揉搓时间为 2~6min。

2. 操作过程中应保持指尖向上、若碰触到周围物品应重新洗手。

3. 连台手术之间、手术中手套破损应重新进行外科手消毒。

二、穿无菌手术衣

穿无菌手术衣是在手术人员与病人之间形成一无菌区域，避免手术人员身上的微生物污染手术切口，减少病人术后感染的几率，同时防止手术人员职业暴露，保护手术人员的安全。

（一） 对开式手术衣穿法（图4-4）

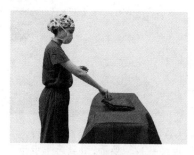

（1）洗手护士面对无菌区取一件无菌手术衣

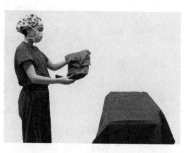

（2）将手术衣打开找到衣领

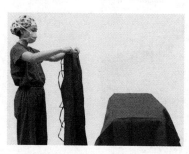

（3）手提衣领将手术衣轻轻抖开

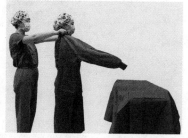

（4）轻抛手术衣，将双手插入衣袖，由巡回护士协助系好衣带

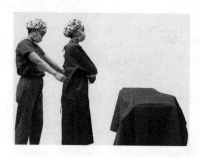

（5）手交叉，将胸前腰带递给巡回护士

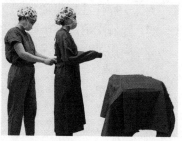

（6）由巡回护士在身后将腰带系好

图4-4 对开式手术衣穿法

1. 手术人员外科手卫生后面对无菌区域取无菌手术衣，手持衣领将手术衣轻轻抖开后向空中轻抛将双手插入衣袖内。

2. 巡回护士在身后将衣带系好。

3. 手术人员双手交叉将胸前腰带递向身后，巡回护士接腰带下端，避免与手术人员手接触，在身后将腰带系好。

（二）遮背式手术衣穿法（图4-5）

1. 手术人员外科手卫生后面对无菌区域取无菌手术衣，手持衣领将手术衣轻轻抖开后向空中轻抛将双手插入衣袖内。

2. 巡回护士在身后将衣领及内层衣带系好。

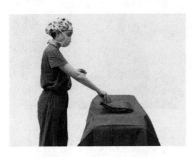
（1）洗手护士面对无菌区取无菌手术衣

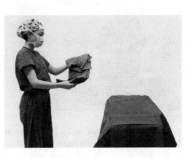
（2）将手术衣打开，找到衣领

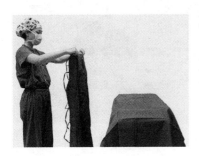
（3）沿衣领将手术衣轻轻抖开

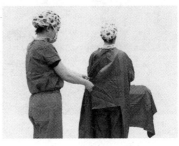
（4）巡回护士系好手术衣衣领

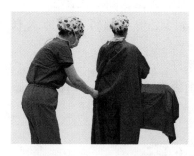

（5）巡回护士系好内侧衣带

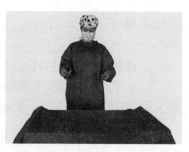

（6）戴好无菌手套后解开胸前腰带

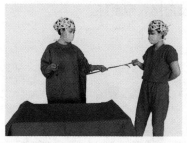

（7）递右手腰带给巡回护士，巡回护士持无菌持物钳接住

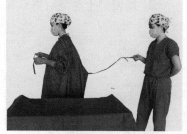

（8）向左旋转一圈

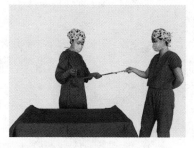

（9）接住腰带

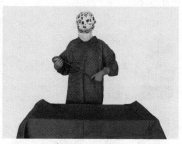

（10）在胸前系好

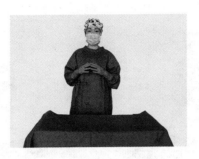

（11）穿戴完毕

图 4-5　遮背式手术衣穿法

3. 手术人员戴好手套后解开胸前腰带,递右手腰带与巡回护士,巡回护士持无菌持物钳提住腰带,手术人员向左旋转一圈后接过将腰带系好。

三、戴无菌手套

1. 手术人员穿手术衣后双手不出袖口,隔着手术衣取一只手套置于袖口处,手套指尖朝向手臂。

2. 隔着手术衣抓住手套的反折面,另一只手协助翻起反折面套住袖口,手迅速伸入手套内。

3. 同法戴好另一只手套,双手手套戴好后整理手套及衣袖(图 4-6)。

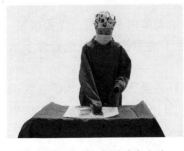

（1）双手不出袖口,隔手术衣取一只手套

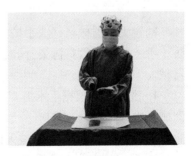

（2）将手套指尖朝向手臂置于衣袖上

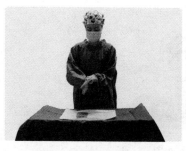

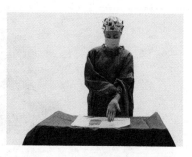

（3）隔着手术衣抓住手套的反折　　（4）隔手术衣轻拉衣袖,将手套
　　面,另一只手协助翻起反折面套　　　　戴好
　　住袖口,手迅速伸入手套内

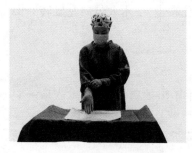

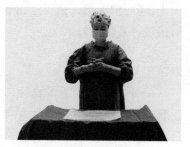

（5）同法戴好另一只手套　　　　　　（6）穿戴完毕

图4-6　戴无菌手套

四、铺置无菌器械桌

铺置无菌器械桌是洗手护士用无菌巾单形成一无菌区域,防止手术器械及敷料污染,同时便于洗手护士有效地管理手术器械。

1. 洗手护士根据手术需要备好各类无菌包,将无菌盆置于器械桌中央,巡回护士打开外层包布,洗手护士按内层桌单的折叠顺序打开桌单,使器械桌被无菌桌单覆盖,形成无菌区域。

2. 巡回护士依次将手术所需无菌包外层包布打开,洗手护士打开内层包布,检查包内指示卡后拿到器械桌上。

3. 洗手护士整理无菌物品,整理原则为整洁规范,方便拿起。

五、手术野皮肤消毒及无菌巾单铺置

操作目的是通过对手术野皮肤的消毒及无菌巾单的铺置,在手术切口周围形成无菌区域,从而有效地阻止微生物入侵手术切口,预防手术部位感染。

(一)手术野皮肤消毒操作步骤

1. 取浸湿 1%聚维碘酮或 5%聚维碘酮的无菌敷料以手术切口为中心向四周无遗漏消毒病人皮肤。

(1) 面、颊部手术,消毒范围上至发际、下至锁骨、同侧至枕前、对侧至耳前。

(2) 颈部手术:消毒范围上至上唇平面、下至乳头平面、同侧至腋后线、对侧至腋前线。

2. 消毒次数不少于 2 次,口腔颌面部手术应先消毒口腔,包括口腔前庭及固有口腔,手术切口在口内者应充分冲洗口腔。

3. 已接触周围皮肤的敷料不能再返回中心部位。

4. 感染切口应先消毒周围皮肤再消毒手术切口。

(二)无菌巾单的铺置

手术野皮肤消毒后按一定顺序在手术切口周围铺置无菌巾单形成一无菌区域。无菌巾单需铺置至少四层方可放置手术器械,手术台边缘以下应下垂至少 30cm,一经污染或浸湿,应加盖无菌巾单。

六、手术器械传递

手术器械的传递原则为快速、准确,手术医生接过即可使用;传递力度适当,达到提醒手术医生目的即可;洗手护士应根据手术部位和手术要求传递器械;及时收回切口周围堆积器械,及时擦干器械上血迹,保持器械清洁干燥,防止细菌滋生;洗手护士应随时整理器械,防止器械掉地、污染,保持器械桌的整洁;传递器械时应将手柄朝向手术医生,有弧度的器械应弯侧朝上;锐利器械可用弯盘传递,禁止将锐利端朝向手术医生(图 4-7)。

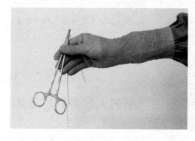

(1)持针器传递

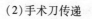

(2)手术刀传递

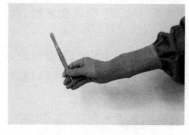

(3)手术镊传递

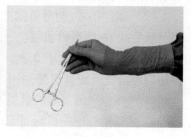

(4)血管钳传递

图 4-7 手术器械的传递

(杨 晖)

第五章

全麻病人苏醒期护理

第一节　口腔颌面外科全身麻醉

一、口腔颌面外科全麻的特点

（一）麻醉与手术互相干扰

由于口腔颌面外科的手术区域多邻近口腔、鼻腔，而麻醉的操作与观察也在口、鼻部位，因此，手术与麻醉在一定程度上可能互相干扰。由于手术与麻醉操作占据头面部，紧急情况的处理较普通外科手术的全麻更为困难。为了保证手术的顺利进行及麻醉期病人的安全，手术者、麻醉医师及护士的共同协作是十分重要的。

（二）维持气道通畅比较困难

口腔颌面外科病人因疾病因素导致张口受限或完全不能开口，给麻醉诱导和气管插管带来了一定的困难和危险；呼吸道的分泌物、消化道的呕吐物不易吸出，可能引起呼吸道梗阻、窒息或发生吸入性肺炎等。因此，对口腔颌面外科病人的麻醉诱导用药和方法的选择必须谨慎。

（三）小儿与老年病人多

口腔颌面外科手术的病人中，小儿、老年者占较大比例。小儿除了在解剖、生理、药物动力学等方面与成人有差异外，先天性畸形(如唇裂、腭裂),病人易患上呼吸道感染,且喂养困难,易致营养不良以及可能合并其他系统的畸形等,应选择合适的麻醉方法,并做好必要的抢救准备。老年人罹患恶性肿瘤者多,由于慢性消耗,往往体质较差,且常并发其他疾病如高血压、冠心病及糖尿病等。麻醉前应充分评估其身体状况,术中严密观察及时对症处理。

(四)手术失血风险大

口腔颌面部血管丰富,手术过程中出血风险加大,如血管瘤、神经纤维瘤及恶性肿瘤切除术以及正颌手术等,手术前要考虑是否需要输血,麻醉中密切监测循环动力学指标,精确估计失血量并及时补充血容量,加强生命体征的监测,防止休克的发生。

(五)麻醉恢复期呼吸并发症概率大

口底、下颌骨、喉会咽区以及颈部的严重创伤、肿瘤切除游离皮瓣移植术后,局部往往过度肿胀、分泌物滞留,影响正常呼吸;超过半侧的下颌骨缺损、术后颌间固定过早、气管套管脱落或移位、麻醉后体位和头位摆放不当、清醒不够等,也有碍于病人保持呼吸道通畅,且易被忽视,要引起重视。临床研究表明口腔颌面手术后死亡病例中,呼吸道并发症居首位。预防的办法是麻醉后常规进行脉搏血氧饱和度(SpO_2)、心电图(ECG)、无创血压(NIBP)、体温(T)、呼气末 CO_2 浓度及意识等监测,并常规吸氧,及时吸痰,尽早使病人清醒彻底,防止清醒后发生再度的意识丧失,调节好体位和头位,维持病人自主呼吸能力。如估计术后呼吸功能会受到明显影响,或可能发生完全性上呼吸道阻塞时,应在术毕进行预防性气管切开。

(六)不良神经反射

口腔颌面部神经丰富,因手术操作刺激迷走神经、颈动脉窦反射,均易引起呼吸暂停、心动过缓、血压下降,甚至心搏停止。因此,术中麻醉完善,局部重点封闭,持续心电监测,早期发现,及时处理。

二、全麻常见的并发症

(一)恶心呕吐

1. 原因

(1)吸入麻醉药在苏醒阶段的低浓度对气道及呕吐中枢的刺激引起咳嗽和恶心呕吐。

(2)静脉镇痛药(Ketamine、曲马多)对大脑边缘系统的刺激引起中枢性恶心呕吐,而阿片类药物(芬太尼、吗啡、哌替啶)对大脑极后区的阿片受体作用引起恶心呕吐。

(3)疼痛和内脏牵拉反射,胃肠道机械感受器受到刺激引起反射性呕吐。

(4)体位改变导致前庭系统的刺激诱发呕吐。

(5)低血压、低血糖、肠梗阻、缺氧、呼吸循环系统不稳定是造成术后恶心呕吐的重要诱因。

(6)术后吸痰等物理刺激。

2. 处理

(1)一旦发生呕吐,立即采取头低位,让胃内容物从口角流出并用吸引器清除口咽部胃内容物以减少误吸,并针对上述原因处理。

(2)药物处理:①甲氧氯普胺肌内注射;②于手术结束前30min 或发生恶心呕吐时静脉注射盐酸托烷司琼。

(二)呼吸道梗阻

1. 原因

(1)全麻神经肌肉阻滞恢复不完全导致误吸。

(2)舌后坠、喉痉挛和气道水肿、颈部手术切口血肿压迫引起静脉和淋巴回流受阻造成严重水肿导致误吸。

（3）各种原因造成的声带麻痹导致误吸。

2. 处理

（1）舌后坠：由于麻醉药物的原因，使下颌骨和肌肉松弛，在重力的作用下，当病人处于仰卧位时舌体坠向咽部形成上呼吸道梗阻。临床表现有：典型的症状打鼾，但气道完全阻塞时，鼾声反而消失，只见呼吸动作而无呼吸效果，SPO_2 呈进行性下降。

处理：①将病人头略偏向一侧，放置口咽或鼻咽通气道；②双手托住下颌体向前向上托起下颌；③使用舌钳、舌体缝线将舌体牵拉出口外。

（2）喉头水肿：多发生于婴幼儿及气管导管插入困难者。

处理：可预防性静脉注射氢化可的松，术后发生喉头水肿者除吸氧、激素治疗外，情况紧急时行环甲膜穿刺或协助医生进行气管切开。

（3）喉痉挛：声门闭合反射过度亢进的表现，是咽部应激性过高、支配喉头迷走神经兴奋性增高所致。临床表现为：吸气性呼吸困难，可伴有高调的吸气性哮鸣音。

处理：停止对咽喉部的刺激，及时清除口腔内分泌物。轻度喉痉挛在解除刺激后可缓解，中重度喉痉挛需面罩加压给氧或遵医嘱静脉注射琥珀胆碱 50mg，可迅速解除痉挛，必要时行气管内插管。

（三）低氧血症

1. 原因

（1）肺内右向左分流增加，通气/血流比例下降，其中分泌物堵塞了支气管、气管导管过深进入支气管、气胸等造成的肺不张是引起右向左分流增加的主要原因。

（2）术毕麻醉药和肌松药的残余作用加上术毕低通气以恢复动脉血中正常 CO_2 分压所造成吸入氧量下降。

（3）胃内容物反流误吸。

（4）心输出量降低：心输出量降低,可使氧含量低的混合静脉血通过右向左分流直接进入体循环进一步降低 PaO_2。

（5）疼痛：疼痛可产生屏气或残缺呼吸,引起肺泡萎缩。

（6）其他：包括低龄、肥胖、先天性心脏病、术后寒战、手术部位、手术时间均可加重术后低氧血症的发生率。

2. 处理

（1）寻找原因对症处理。

（2）氧治疗：未插管病人常规面罩吸氧,若术后发生严重低氧血症的自主呼吸病人采用上述方法不能纠正低血氧的可采用球囊或呼吸机辅助呼吸。对于带管者,可根据低氧血症严重程度选用间断加压呼吸或在麻醉性镇痛药、镇静药或肌松药作用下施行连续加压呼吸来改善病人的低氧血症。

（四）低体温

1. 原因

（1）室温过低,大量输入低温的液体(血液)。

（2）全麻药物不同程度地抑制体温调节中枢。

（3）术中肌松剂的应用、阻滞了肌肉的收缩、抑制机体对低温的应激反应使机体产热减少等。

2. 处理

（1）保暖。

（2）吸氧。

（3）静脉补充加温的液体或血液。

（4）加温毯对病人进行外部保温。

（五）疼痛

1. 原因 主要是术毕麻醉药物浓度降低及手术切口引起的疼痛。

2. 处理

（1）认真倾听病人的倾诉、理解病人,做好心理护理。

（2）应用病人疼痛评估量表，对病人实施正确评估。

（3）及时、有效与麻醉师沟通，根据疼痛程度使用适宜的镇痛药物，对疼痛评分较低病人可给予倾听轻缓音乐，放松心情，观察疼痛有无缓解。

（六）苏醒期延长

全身麻醉按计划停止给药后，病人不能在 60min 内恢复意识且不能对言语或刺激作出有思维的回答和动作，即可认为是苏醒延迟。

1. 原因

（1）麻醉药物的残余作用，肝肾功能发育不全或低下的病人，其药物在肝内降解和排泄能力低下，导致药物在体内蓄积。

（2）麻醉中低氧：吸入低氧、呼吸抑制、呼吸道部分梗阻（$SpO_2 < 75\%$）及贫血（急性血红蛋白<50g/L 时）均可出现意识障碍。

2. 处理

（1）寻找原因：检查体温、血糖、电解质和血气，针对原因进行处理。

（2）针对可能过量的药物做相应处理：可酌情使用拮抗剂，同时注意用药后的病情观察。

（3）以上处理后意识仍未清醒要考虑一些特殊原因如颅脑疾病等，及时请神经或内分泌医师会诊。

（付　静）

第二节　全麻病人苏醒期护理

一、麻醉复苏室的建立和设置

麻醉复苏室（PACU）是现代麻醉科的重要组成部分，是衡量现代化医院先进性的重要指标之一。PACU 的建立其目的是对麻醉后病人进行密切观察,使术后病人平稳地度过麻醉苏醒期,也是加速手术室周转,提高手术室利用率的途径之一。

（一）PACU 的设置

1. 在手术室内或紧靠手术室,并与其在同一建筑平面。

2. 设立中心护士站并呈开放式,有利于观察病人。有条件者应该设立一个单独的房间,便于处理伤口严重感染或免疫缺陷的病人。

3. PACU 的床位与手术间匹配,一般比例 $1:1.5\sim3$。

4. PACU 的使用面积不小于 $30m^2$,每张床位使用面积不小于 $10m^2$。

5. PACU 要求光线充足,设有空气调节装置,配有中央供氧及中心负压吸引和多个电源插座。

6. PACU 的病床应装有轮子,床边装有可升降的护栏。

7. PACU 内应设有物品储藏室及污物处理室。

（二）PACU 的设备

PACU 除人员配备外,还应配备各种急救设备、监测设备、药物等,并处于备用状态。

1. PACU 的监测设备　麻醉复苏室内每张床位必须有呼吸机、自动测定心电图（ECG）、血压（BP）和脉搏氧饱和度（SpO_2）、呼气末二氧化碳（$PetCO_2$）等监测仪,其中数台监测仪中配有直接动脉、静脉、肺动脉、肺动脉楔压、颅内压、深度监测装置。

2. 紧急抢救车　备有移动的紧急气管插管推车,包括各种型号的口、鼻、咽通气管、气管导管、喉镜、喉罩、通气面罩、简易呼吸囊、除颤器及起搏器、动静脉穿刺配件、换能器、连接管、胸腔引流包、气管切开包等。

3. 各种常用的医疗消耗材料。

4. 较完善的急救复苏药品

（1）各种拮抗剂和呼吸兴奋药

1）拮抗剂：①阿片类拮抗剂：纳络酮 0.4mg/支；②苯二氮 草类拮抗剂：氟马西尼 0.1mg/支；③抗胆碱酯酶药：新斯的明 1mg/支；④抗胆碱药：阿托品 5mg/支。

2）呼吸兴奋药：①洛贝林 3mg/支；②尼可刹米 0.375mg/ 支。

（2）镇痛药、镇静药和肌松药

1）镇痛药：①芬太尼 100μg/支；②舒芬太尼 50μg/支； ③瑞芬太尼 1mg/支；④酒石酸布托啡诺注射液 1mg/支；⑤帕瑞 昔布钠 40mg/支。

2）镇静药：①咪达唑仑 10mg/支；②丙泊酚 100mg/支； ③右美托咪定 200μg/支。

3）肌松药：①琥珀胆碱 100mg/支；②顺阿曲库胺 10mg/支。

（3）血管收缩药和舒张药：①肾上腺素 1mg/支；②去甲肾 上腺素 2mg/支；③异丙肾上腺素 1mg/支；④硝酸甘油 5mg/支； ⑤乌拉地尔 25mg/支。

（4）强心药：去乙酰毛花苷 0.4mg/支。

（5）糖皮质激素：地塞米松 5mg/支。

（6）抗心律失常药：2%利多卡因 0.1g/支。

（7）利尿脱水药：①呋塞米注射液 20mg/支；②25%甘露 醇 250ml。

（8）抗组胺药和解痉药：硫酸阿托品 0.5mg/支。

（9）其他：50%葡萄糖、10%氯化钙或 10%葡萄糖酸钙，5% 碳酸氢钠，局部麻醉药和血浆代用品等。

（三）人员配备和要求

PACU 主要由麻醉医生和护士组成，具体要求如下：

1. PACU 护士要求

（1）思想素质：爱岗敬业，具有高度的责任心，良好的职业道德,对病人充满同情心,有为护理事业奋斗的献身精神和开拓精神。

（2）身体素质:健康的体魄;健康的心理,情绪稳定,乐观向上的精神;清晰的头脑,敏锐的观察能力和良好的应变能力。

（3）业务素质

1）具有一定的人体健康与疾病的基础病理生理学知识;有较广泛的多专科护理知识和实践经验;善于创新及应用逻辑思维,发现问题及总结经验;实际工作及接受新事物能力较强,操作敏捷,善于钻研,工作细致耐心。

2）熟悉各专科常见病的临床知识、抢救治疗原则和护理要点;具有正确判断和处理病情变化的能力;熟练使用各种监测仪器、设备;熟记各种检验数据和临床意义;熟练应用各种抢救药品。

3）能有效地进行非语言交流,善于从病人的面部表情、体态、眼神和手势中体会病人的情感活动与需求。

2. PACU 护士工作职责

（1）在护士长的领导和上级医师及护师的指导下进行工作。

（2）提前上岗,衣帽整洁。查看手术通知单,了解当日手术情况。

（3）根据第二日手术通知单,到病房做术前访视,了解每个病人的基本信息及有无特殊情况,并做健康宣教做好记录。

（4）病人从手术室转回 PACU 后,与麻醉医师、手术医师、手术护士做好交接班,询问术中情况,认真阅读麻醉记录单,了解术中失血、补液、麻醉药用量等基本信息。

（5）与医师认真核对医嘱、输液计划单、处方。

（6）坚守工作岗位,密切观察病情变化,做好相应护理:①准确填写护理记录,及时、全面、客观地反映病情的动态变化;②病人如有病情变化或出现紧急情况时,应立即报告值班麻醉医生,并通知值班医生,及时采取对策;③准确、及时执行医嘱和各项护理计划;④确保病人皮肤及床单的清洁;⑤做好基础护理及各种管道的护理。

（7）病人转回病房后,与病房护士仔细交接病情,并核对药品、病历,双方签字认可。

（8）病人转走后的床单元做终末处理。用消毒液擦拭监护仪导线,准备接收下一个病人。

（9）书写交班报告,与夜班护士做好床旁交接并记录。

（10）配合医师做好危重病人的抢救和各种诊疗工作。

（11）定期检查药品的质量、数量,对过期药品及时更换,定期检查抢救药品与物品是否定位放置、性能及质量如何。气管切开包等各种器械消毒是否过期,以确保使用无误。

3. 麻醉医师工作职责　麻醉科主任负责麻醉复苏室的全面医疗和管理工作。值班麻醉医生在麻醉科主任指导下,负责麻醉病人直到完全苏醒,并进行 Steward 评分,根据病人的苏醒情况开具医嘱将病人转回原病房。

二、麻醉复苏室病人监测与护理

（一）护理准备

1. 环境准备　室温 22~24℃ ,湿度 55%~65%。

2. 床单元的准备　铺好备用的麻醉床。

3. 用物准备

（1）多功能心电监护仪一台;必要时配备一次性血氧饱和度探头一个,电极片 5 片。

（2）床旁中心负压装置一套、吸氧装置一套,均需处于备用状态。

（3）适宜的一次性氧气管、面罩各一套。

（4）一次性吸痰管数根。

（5）床旁输液架左右各一个。

（6）检查好呼吸机,连接好各管道,放于床旁处于备用状态。

（7）据病人病情床旁备好抢救车、气管插管盘。

（二）接转病人的基本工作流程

1. 复苏室护士和麻醉师、手术医师、手术护士共同交接病人。

2. 检查气道是否通畅，有无呼吸、咳嗽反射。

3. 给氧，氧流量 2~4L/min。

4. 连接心电监护仪　选择导联，检查 ECG 波形是否正常，调节报警值，打开报警开关，测血压并调节间隔时间。

5. 听诊双肺呼吸音，数呼吸频率 1min。

6. 人工测心率 1min，以检查监护仪是否准确。

7. 测量体温。

8. 检查伤口情况，有无渗血、渗液，引流是否通畅、观察引流物的颜色、性状、量，敷料松紧度是否适宜及完整。

9. 检查输液系统　注意滴注是否正常、滴数是否正确。

10. 复苏评分　包括清醒程度、呼吸道通畅程度、肢体活动度三个方面，每项满分为 2 分，总计 6 分。

11. 及时、客观、准确记录病情和治疗护理措施。

12. 行口腔护理。每 2h 协助翻身一次。

13. 复苏评分达到 5 分以上，病人已完全清醒（或意识水平达到术前水平）、血流动力学稳定、能正确回答问题、定向力恢复后，遵值班麻醉医生医嘱将病人送返病房。出室前再次测量体温，检查病人的药品、病历、随身物品及衣物是否完整。

14. 电话通知病房值班医生及护士接收病人。

15. 复苏室护士与病房值班医生共同护送病人至病房，与病房护士及时做好交接班工作并记录。

（三）护理评估

1. 病人送达麻醉复苏室后，麻醉复苏室护士与麻醉医生或手术护士一起对病人进行评估，麻醉复苏室护士应了解病人的以下情况：

（1）病人的一般情况：年龄、呼吸道、血压、脉率、呼吸频率及动度。

（2）与手术相关的问题：施行何种手术、麻醉方式、术中使用的特殊药物、有无发生任何影响术后恢复的问题及合并症。病人的引流、输血、输液情况。

（3）生命体征及重要脏器的功能情况。

（4）需要特殊观察的症状、体征及需要立即执行的医嘱。

2. 病人入室的即刻评估，作为病人的基准线以评估病人病情的变化，内容包括：

（1）测量生命体征：血压、脉搏、呼吸、体温、心电图（ECG）、动脉血氧饱和度（SpO_2）等。

（2）呼吸道是否通畅，是否留置口（鼻）咽通气道及气管内插管。

（3）了解皮肤的颜色、温度、湿度。

（4）评估术区及伤口敷料的渗血、渗液情况，有无引流管。

（5）评估出入量及静脉通道是否畅通。

3. 依据麻醉后恢复室的 Steward 评分法（表 5-1）对病人进

表 5-1 麻醉苏醒期病人的评分标准（Steward 评分法）

评估项目	分值	内容
肢体活动度	0	肢体无活动
	1	肢体无意识活动
	2	肢体能作有意识的活动
呼吸通畅度	0	呼吸道需要予以支持
	1	不用支持可以维持呼吸道通畅
	2	可按医师吩咐咳嗽
清醒程度	0	对刺激无反应
	1	对刺激有反应
	2	完全苏醒

行评估并将结果记录于病历中,病人入室时评估一次,以后每15~30min评估一次,总分为6分。复苏评分达到5分以上,病人已完全清醒(或意识水平达到术前水平)、血流动力学稳定、能正确回答问题、定向力恢复可送回病房。

（四）护理措施

1. **呼吸功能的监护**　由于颌面外科的手术特点、麻醉及年龄特征,呼吸道梗阻的发生率较高,因此,必须加强对呼吸的观察与护理。

（1）安置适当的卧位:对于麻醉尚未恢复者,除特殊医嘱外应取头偏向一侧卧位,年幼儿可在肩颈部垫一小枕,以免因舌后坠而堵塞呼吸道,亦利于防止因呕吐物、血液及分泌物所致的误吸。病人麻醉清醒后,可适当抬高床头30°利于呼吸和改善舒适度。

（2）安置鼻咽或口咽通气道的护理:对于安置口(鼻)咽通气道的病人,入麻醉复苏室后应先检查通气道是否通畅、固定稳妥。

（3）及时有效地吸净分泌物:进行气管内吸引可刺激咳嗽,利于下呼吸道分泌物的排出;进行鼻咽、口咽通气道内吸引,利于口腔、鼻腔、咽腔及通气道外端分泌物及血液的吸出。吸引前应先给吸氧,抽吸时动作轻柔、边吸边旋转,位置不宜过深,以防触及伤口、悬雍垂及咽后壁。婴幼儿病人对缺氧耐受差,吸痰时间不超过10s。吸痰管径不应超过气管插管直径的一半,负压不宜过大,一般成人吸痰负压40~53kPa;小儿为33~40kPa。

（4）有效的氧气吸入:保持SpO_2>95%以上,并适时调节氧流量以保证血氧饱和度维持在正常范围。给氧的方法包括鼻导管和面罩给氧。咽后壁瓣手术后患儿宜采用口腔给氧。

（5）密切观察呼吸情况:观察呼吸的频率、动度;听诊呼吸音是否清晰、对称、有无啰音;观察皮肤颜色是否红润;监测SpO_2是否>95%。应特别注意的是婴幼儿的呼吸频率较快,通常婴幼儿30~60次/min,幼儿24~40次/min,学龄前期22~34次/min,学龄期18~30次/min,并且婴幼儿以腹式呼吸为主,学龄儿童以胸腹式呼吸为主,7~8岁后逐渐过渡到胸式呼吸。并注意观察手术与麻醉因素对呼吸所带来的不利影响。

2. 循环系统的监护

（1）密切监测病人的收缩压、舒张压、脉压、心率、脉搏及心电图（ECG）等。当发现下列任意情况时应立即报告医生处理：

1）收缩压下降大于 20mmHg 或收缩压低于 80mmHg。

2）脉搏每分钟大于 120 次或低于 60 次，或心尖搏动与周围脉搏数不等。

3）ECG 节律不齐，波型异常如 QRS 波畸形、T 波倒置等。

（2）注意小儿血压监测：

1 岁以上儿童收缩压计算公式 = 80+（年龄×2）mmHg，舒张压 = 2/3 收缩压

1 岁以下儿童收缩压计算公式 = 70+（月龄×2）mmHg，舒张压 = 2/3 收缩压

（3）观察术区渗血、出血的量、颜色及性状。

（4）监测液体输入速度，特别是儿童及老年病人应特别注意控制输入液的总量及速度。

3. 泌尿系统的监护

（1）密切观察手术后病人尿液的性质、量、颜色及气味。若未留置导尿管病人术后长时间仍未排尿，应触摸耻骨联合上缘有无膀胱充盈现象。如果病人有尿潴留现象，可用诱尿方法（如听流水声、热敷耻骨联合上缘等）协助排尿；失败后再给予导尿。

（2）补充足够水分，保证血容量。

（3）正确记录出入量，婴幼儿使用一次性尿布，便后对尿布进行称重以准确记录尿量。

4. 体温的监测

（1）密切监测体温的变化：体温升高的病人应每 30min 测体温一次，发现异常及时行物理降温，避免高热惊厥的发生。

（2）密切监测生命体征，加强口腔护理及其他基础护理。

（3）发热病人行物理降温或药物降温。物理降温可行温水擦浴：

1）用32~35℃温水擦浴,加速散热。

2）擦浴的方法是自上而下,由耳后、颈部开始,直至病人皮肤微红。

3）不宜在短时间内将体温降得过低,以防引起虚脱。

4）注意补充液体,维持水电解质的平衡。

5. **伤口的护理** 保持伤口的清洁、干燥,防止引流管脱落;严密观察引流液的颜色、量、性状;观察创口的肿胀、渗血情况。注意观察病人口内填塞的敷料固定是否稳妥,有无脱落迹象。

6. **专科护理** 注意观察面神经各支功能和皮瓣的变化等。

7. **加强心理护理** 由于术后环境的改变和身体的不适,病人难免有心理应激反应和焦虑、恐惧心理,护士要对病人进行细致的观察和分析,根据每个病人的不同心理状态,采取灵活多样的心理护理措施。

8. **安全管理**

（1）烦躁病人应床旁守护、加床档,以防翻身坠床。

（2）带气管导管、口(鼻)咽通气道、腭裂术后的病人,应妥善约束上肢,经常检查导管是否在正确位置。

（3）疼痛病人适当镇痛。

（4）不合作的、语言沟通不良的病人可让一位家属按规定更换衣帽后陪护,并向家属讲明安全方面的注意事项。

9. **安全转运病人** 复苏评分达到5分以上,病人已完全清醒(或意识水平达到术前水平)、血流动力学稳定、能正确回答问题、定向力恢复可转送回病房。复苏室人员应通知被转入的病房,并告知病人的一般状况及需特殊准备的物品(如氧气、气管切开护理用具等)。病人由麻醉复苏室护理人员陪同转入病房,与病房护理人员交接病人及病情。

（田　莉）

第六章

口腔颌面部感染性疾病病人护理

第一节 概 述

感染是指各种生物性因子在宿主体内繁殖及侵袭,在生物因子与宿主相互作用下,导致机体产生以防御为主的一系列全身及局部组织反应的疾患。

一、口腔颌面部的解剖特点

口腔颌面部位于消化道与呼吸道的起端,通过口腔和鼻腔与外界相通。由于口腔、鼻腔、鼻窦的腔隙,牙、牙龈、扁桃体的特殊解剖结构和这些部位的温度,湿度均适宜细菌的寄居,滋生与繁殖。因此,正常时即有大量的微生物存在。此外,颜面皮肤的毛囊,汗腺与皮脂腺也是细菌最常寄居的部位,在这些部位遭受损伤,手术或全身抵抗力下降等因素影响下,均可导致正常微生物生态失调的内源性或外源性感染的发生。

颜面及颌骨周围存在较多相互连通的潜在筋膜间隙,其间含疏松结缔组织,形成感染易于蔓延的通道,加之颜面部血液循环丰富,鼻唇部静脉又常无瓣膜,致使在鼻根至两侧口角区域内发生的感染易向颅内扩散,因而被称为面部的"危险三角区"。

面颈部具有丰富的淋巴组织,口腔、颜面及上呼吸道的感染可沿淋巴引流途径扩散,发生区域性的淋巴结炎。特别是儿童淋巴结发育尚未完善,感染易穿破淋巴结被膜,形成结外蜂窝织炎。

二、口腔颌面部感染的途径和病原菌

（一）感染的途径

1. 牙源性　病原菌通过病变牙或牙周组织进入体内发生感染者称为牙源性感染。牙在解剖结构上与颌骨直接相连，牙髓及牙周感染向根尖、牙槽骨、颌骨以及颌面部疏松结缔组织间隙扩散。由于龋病、牙周病、智齿冠周炎均为临床常见病，故牙源性途径是口腔颌面部感染的主要来源。

2. 腺源性　面颈部淋巴结既可继发于口腔、上呼吸道感染，引起炎症改变；淋巴结感染又可穿过淋巴结被膜向周围扩散，引起筋膜间隙的蜂窝织炎。

3. 损伤性　继发于损伤后发生的感染。

4. 血源性　机体其他部位的化脓性病灶通过血液循环形成的口腔颌面部化脓性病变。

5. 医源性　医务人员行局麻、手术、穿刺等操作未严格遵守无菌技术所造成的继发性感染称为医源性感染。

（二）病原菌

口腔颌面部感染常由葡萄球菌、溶血性链球菌、大肠杆菌等引起，近年由于应用厌氧培养技术，在口腔颌面部感染中尚可检出厌氧菌属，如类杆菌、梭杆菌属等，有时甚至可达100%。说明口腔颌面部感染最多见的是需氧菌与厌氧菌的混合感染。

因病原菌的不同，口腔颌面部感染可分为化脓性和特异性两大类。后者指结核、梅毒、放线菌等引起的特定病变，其临床过程和治疗有别于化脓性感染。

三、口腔颌面部感染的临床表现

（一）局部表现

化脓性炎症的急性期，局部表现为红、肿、热、痛和功能障碍、引流区淋巴结肿痛等典型表现。但其程度因感染发生的部位、深浅、范围大小和病程早晚而有所差异。炎症累及咀嚼肌部位,可导致不同程度的张口受限;病变位于口底、舌根、咽旁,可出现进食、吞咽、语言障碍,甚至呼吸困难。腐败坏死性蜂窝织炎的局部皮肤弥漫性水肿,呈紫色或灰白,无弹性,有明显凹陷性水肿,由于组织间隙有气体产生可触及捻发音。

当急性炎症局限呈脓肿后,由于主要感染菌种的不同,其脓性性质也有差异:如金黄色葡萄球菌为黄色黏稠脓痰;链球菌一般为淡黄色或淡红色稀薄脓液,有时由于溶血而呈褐色;铜绿假单胞菌(绿脓杆菌)的典型脓液为翠绿色,稍黏稠,有酸臭味;混合性细菌感染则为灰白或灰褐色脓液,有明显的腐败臭味。感染的慢性期,局部形成较硬的炎性浸润块,并出现不同程度的功能障碍。有的脓肿形成未及时治疗而自行溃破,则形成长期排脓的窦(瘘)口。当机体抵抗力减弱或治疗不彻底时,慢性感染可再度急性发作。

(二)全身表现

因细菌的毒力及机体的抵抗力不同而有所差异。病人表现为畏寒、发热、头疼、全身不适、乏力、食欲减退、尿量减少、舌质红、苔黄、脉速等。化验检查白细胞总数增高,中性粒细胞比例上升,核左移。病情较重而时间长者,由于代谢紊乱,可导致水与电解质平衡失调、酸中毒,甚至伴肝、肾功能障碍。严重感染伴有败血症或脓毒血症时,可以发生中毒性休克、多器官功能衰竭。

四、口腔颌面部感染的诊断

炎症初期,感染区的红、肿、热、痛及相应功能障碍等症状是局部感染诊断的基本依据,在炎症局部形成脓肿后,波动感又是脓肿诊断的重要特征。对于深部的脓肿,可用穿刺法来确定有无脓肿或脓肿的部位,必要时还可借助 B 超或 CT 等行辅助检查,明确脓肿的部位及大小。

五、口腔颌面部感染的治疗原则

口腔颌面部感染的治疗主要从局部和全身两个方面考虑：局部治疗是局部外敷中草药和手术切开引流；全身治疗主要是针对性的给予抗菌药物，维持水、电解质平衡，减轻中毒症状。

第二节 口腔颌面部间隙感染

口腔、颜面颈部深面解剖结构均有致密的筋膜包绕，这些筋膜之间又有数量不等而彼此连续的疏松结缔组织或脂肪组织填充。由于感染常沿这些阻力薄弱的结构扩散，故将其视为感染发生和扩散的潜在间隙。临床上根据解剖结构和感染部位，将其分为不同名称的间隙包括眶下间隙感染、颊间隙感染、颞间隙感染、颞下间隙感染、咬肌间隙感染、翼下颌间隙感染、舌下间隙感染、咽旁间隙感染、下颌下间隙感染、颏下间隙感染、口底多间隙感染；其中常见于咬肌、颊间隙感染、咽旁间隙感染、口底多间隙感染及眶下间隙感染。

口腔颌面部间隙感染均为继发性，常见的为牙源性感染或腺源性感染。感染多为需氧和厌氧菌引起的混合感染。

口底多间隙感染又称口底蜂窝织炎，曾被认为是颌面部最严重而治疗最困难的感染之一。下颌骨与舌及舌骨之间有多组肌肉，其行走互相交错。在肌与肌之间、肌与下颌骨之间充满着疏松结缔组织及淋巴结，因此，口底各间隙之间相互相通。

一个间隙的感染，十分容易向其他间隙蔓延而引起广泛的蜂窝织炎。口底多间隙感染一般指双侧下颌下间隙、舌下间隙以及颏下间隙同时受累。其感染可能是金黄色葡萄球菌为主的化脓性口底蜂窝织炎，也可能是厌氧菌或腐败坏死性细菌为主引起的腐败坏死性口底蜂窝织炎，后者又称为路德维希咽峡。临床上其全身及局部表现均较严重。

┌ 病例 ├

　　病人,男,36岁,7d前出现左下后牙疼痛,随后出现口底、颌下肿胀,伴张口受限,后觉呼吸困难,查体:T 38.5℃,P 87次/min,R 19次/min,BP 137/85mmHg。病人神志清楚,精神差,步入病房,呼吸急促,痛苦面容。专科查体:见病人颏下、双侧颌下肿胀明显,表面皮肤无明显发红,皮温高,开口度一指半,口底肿胀明显,表面有黄白色假膜覆盖,于左颌下舌骨水平内上后牙穿刺约见0.5ml脓血性分泌物。辅助检查:增强CT示:口底、颏下见软组织团块影,部分边界欠清,最大界面面积约5.6cm×5cm,内可见片状低密度影口底间隙肿胀,显示不清,部分肌群、颏舌肌及左侧下颌舌骨肌受累,颏下皮肤层肿胀明显。血常规报告回示:白细胞16.46×10⁹/L,中性粒细胞百分比85.9%,高敏C反应蛋白159mg/L。病人自诉患病以来,精神差,食欲差;大小便正常,睡眠差。

🔅 思考问题

　　1. 该病人主要诊断是什么?

　　2. 该病人可能出现什么并发症? 如何进行护理评估和干预?

【护理评估】

1. 健康史　了解病人有无感染病史,病人的进食和呼吸情况,以及全身情况和精神状况,有无过敏史。

2. 身体状况

（1）化脓性病原菌局部特征与下颌下间隙或舌下间隙蜂窝织炎相似。如炎症继续发展扩散至整个口底间隙时,则双侧下颌下、舌下口底及颏部均有弥漫性肿胀。

（2）腐败坏死性细菌引起的口底蜂窝织炎,则表现为软组织的广泛性水肿,范围可上及面颊部,下至颈部锁骨水平,严重者甚至可到胸上部。

（3）病情发展严重可出现舌体运动受限、语言不清、吞咽困难，更有甚者呼吸困难，不能平卧。

（4）严重的病人，烦躁不安，呼吸短促，口唇青紫，以致出现"三凹征"，此时有发生窒息的危险。

3. 辅助检查

（1）针刺检查：了解脓肿是否形成。

（2）实验室检查：血常规检查见白细胞总数增高，中性多核粒细胞增多。

（3）触诊：压痛、有明显凹陷性水肿、无弹性；有积液聚积而有波动感；皮下有气体产生，可扪及捻发感。

4. 心理-社会状况　由于口底肿胀引起的吞咽、言语及呼吸困难使病人产生焦虑，需手术治疗时病人感到紧张。

【常见护理诊断/问题】

1. 疼痛　与炎症反应有关。

2. 体温过高　与感染有关。

3. 体液不足　与吞咽困难、摄入过少有关。

4. 有窒息的危险　与感染引起口底肿胀有关。

5. 知识缺乏：　缺乏颌面部多间隙感染疾病早期预防及治疗的相关知识。

【护理措施】

1. 提供安静舒适的环境，减少不良刺激，让病人充分休息。

2. 注意生命体征的变化，严密观察局部及全身表现。脓肿形成者，应协助医师切开引流。如脓肿严重引起呼吸困难，必要时行气管切开术。

3. 脓肿切开后，观察引流是否通畅，脓液的性状、颜色、气味等。

4. 遵医嘱给予止痛剂、镇静剂，应用抗生素治疗原发病灶。对于病情严重者给予全身支持疗法、输液，维持电解质平衡。

5. 给予高蛋白、高热量、高维生素易消化的流质或半流质饮食，张口受限者采取吸管饮食。

6. 保持口腔清洁。病情严重者，嘱其用温盐水或漱口液漱口,重者进行口腔护理,用0.9%氯化钠注射液200ml加3%过氧化氢溶液20ml行全口口腔冲洗。

【健康教育】

1. 耐心向病人解释治疗计划,减轻其紧张情绪,消除顾虑。

2. 感染控制后,嘱病人及时处理病灶牙,对不能保留的患牙及早拔除。

【护理评价】

通过护理,病人是否达到:

1. 局部疼痛、肿胀减轻或消失。

2. 吞咽、张口功能和语言交流恢复正常。

3. 情绪稳定,对疾病有正确的认识。

第三节　颌骨骨髓炎

由细菌感染以及物理或化学因素使颌骨产生的炎性病变称为颌骨骨髓炎。根据颌骨骨髓炎的临床病理特点和致病因素的不同,可分为化脓性颌骨骨髓炎与特异性骨髓炎。另外,还有物

📇 病例

病人,男,24岁,3个月前右下"尽头牙发炎伴疼痛",予以口服消炎药治疗有好转,病情反复发生数次。约20d前病人出现张口受限伴右侧颌面部肿胀伴张口受限加重。查体:体温38℃,脉搏87次/min,呼吸19次/min,血压125/77mmHg。专科查体:病人面型不对称,右耳前、耳下及咬肌表面肿胀,皮温稍高,未扪及凹陷性水肿,右颊部弥漫性肿胀。病人张口度约1cm。辅助检查:CBCT查右下颌升喙突下份见不规则低密度病损。

💡 思考问题

1. 该病人为什么出现张口受限?

2. 护士如何帮助病人树立治疗的信心?

理性(放射线)及化学性因素引起的颌骨骨坏死而继发感染的骨髓炎。临床上以牙源性感染引起的化脓性颌骨骨髓炎多见,特异性骨髓炎较少。

【护理评估】

1. 健康史　了解病人有无感染病史,了解病人的进食和呼吸情况,以及全身情况和精神状况,有无过敏史。

2. 身体状况

(1) 根据临床发展过程,可分为急性期和慢性期两个阶段。

急性期特点:全身发热、寒战、疲倦无力、食欲缺乏,白细胞总数增高,中性粒细胞增多;局部有剧烈跳痛,口腔黏膜及面颊部软组织肿胀、充血,可继发颌周急性蜂窝织炎,病源牙可有明显叩痛及伸长感。

慢性期特点:全身症状轻,体温正常或仅有低热,消瘦、贫血,机体呈慢性中毒消耗症状。病情发展缓慢,局部肿胀,皮肤微红。口腔内或面颊部可出现多数瘘孔溢脓,肿胀区牙松动。

(2) 根据感染的原因及病变特点,临床上可分为以下两种类型。

中央性颌骨骨髓炎:中央性颌骨骨髓炎多在急性化脓性根尖周炎及根尖脓肿的基础上发生。绝大多数发生于下颌骨,按临床发展过程又分为急性期和慢性期。

边缘性颌骨骨髓炎:边缘性颌骨骨髓炎继发于骨膜炎或骨膜下脓肿的骨密质外板的炎性病变,常在颌周间隙感染的基础上发生。下颌骨为好发部位。

3. 辅助检查

(1) X线:骨髓炎的急性期常看不到有骨质破坏,进入慢性期后,颌骨已有明显破坏后X线摄片检查才具有诊断价值。

(2) 实验室检查:血常规检查见白细胞总数增高,中性多核粒细胞增多。

4. 心理-社会状况　急性颌骨骨髓炎一般发病急,病情重,病人及家属均感紧张。慢性颌骨骨髓炎因病程迁徙,时好时坏,病人对治疗缺乏信心。如果发生病理性骨折、咬合关系错乱和面部畸形,由此严重影响病人的正常生活及社交。

【常见护理诊断/问题】

1. 口腔黏膜受损　与口腔内或面颊部出现多数瘘孔溢脓有关。

2. 营养失调:低于机体需要量　与咬合关系不良,影响病人进食有关。

3. 知识缺乏:缺乏骨髓炎疾病早期预防及治疗相关知识。

4. 焦虑　与担心预后不佳有关。

5. 有感染的危险　与长期治疗不愈及病人全身状况较差有关。

【护理措施】

1. 严格执行治疗方案,合理应用抗生素。

2. 保证病人足够的休息及睡眠,提供舒适安静的环境。

3. 对因病理性骨折或摘除死骨术后用钢丝或夹板固定颌骨的病人,做好口腔清洁。可采用口腔冲洗法,边冲洗边吸引。

4. 进食营养丰富的流质或软食。高热者给予静脉输液,维持水、电解质平衡。

5. 为加速创口愈合,改善局部血供及张口度,术后病人可配合理疗及热敷。

6. 给予充分的同情及理解,鼓励病人说出心理感受,对焦虑的病人进行心理疏导。

【健康教育】

1. 结扎丝及夹板去除后,告诉病人逐渐练习张闭口运动,直至功能恢复。

2. 勿吃坚硬食物,但要保证营养摄入,以利于康复。

【护理评价】

通过护理,病人是否达到:

1. 病人营养状况恢复正常。

2. 情绪稳定,对疾病有正确的认识。

(毕小琴　王　娟)

第七章

口腔颌面部损伤病人护理

第一节 概　述

　　口腔、颌面部是人体暴露又突出的部位,容易受到损伤。和平时期多因交通事故伤、工伤、运动伤、暴力打击伤和生活中的意外伤害等物理损伤所致,战争时期则以火器伤为主。当口腔颌面部发生损伤时,可能伴发有其他部位甚至会危及生命的损伤。因此,在救治伤员时,需要对病人的全身情况做出快速、准确的判断,先抢救生命,再根据病人情况尽早完成专科治疗。

　　口腔颌面部以上、下颌骨为主要骨架,上接颅脑,下连颈部,是呼吸道和消化道起端,血运丰富。口腔颌面部骨骼及腔隙较多;口内有牙和舌;面部有表情肌和面神经;还有颞下颌关节和唾液腺。这些解剖生理特点,使颌面部具有表情、语言、咀嚼、吞咽和呼吸等功能。

一、口腔颌面部损伤的特点

(一)血运丰富在损伤时的利与弊

　　由于颌面部血运丰富,组织抗感染和再生修复能力强,创口易于愈合,是伤后康复中有利的一面。但也因血运丰富,伤后出血较多,容易形成血肿;组织水肿反应快且重,容易压迫呼吸道,引起呼吸困难甚至窒息造成了伤后不利的一面。

（二）牙在损伤中的利与弊

口腔颌面部损伤常伴有牙损伤。损伤发生后,牙列的移位和咬合关系错乱成为诊断颌骨骨折的重要体征之一;恢复正常的咬合关系是治疗颌骨骨折的重要指标;治疗牙及牙槽骨或颌骨骨折时,需要利用牙或牙列作为结扎固定的基牙,是进行颌间牵引固定的基础。但不利的是,发生火器伤时,由于击碎的牙飞溅进邻近组织内,造成"二次弹片伤";附着于牙面上的结石和细菌被带入深部组织,易引发创口感染;颌骨骨折线上的龋坏牙导致骨断端感染,影响骨折愈合。

（三）容易并发颅脑损伤

上颌骨或面中 1/3 部位损伤容易并发颅脑损伤,包括脑震荡、脑挫伤、颅内血肿和颅底骨折等,其主要临床特征是伤后有昏迷史。

（四）有时伴颈部损伤

下颌骨损伤容易并发颈部损伤,要注意损伤发生时有无颈部血肿、颈椎损伤或高位截瘫。

（五）易发生窒息

口腔颌面部是呼吸道的起端,病人可因损伤导致的组织移位、肿胀、舌后坠、软腭部损伤或撕脱等引起阻塞性窒息,昏迷病人因吞咽反射消失导致血凝块和分泌物吸入呼吸道引起吸入性窒息。救治病人时,应首要保持呼吸道通畅,防止窒息。

（六）影响进食和口腔卫生

口腔是消化道的起端,损伤后或由于治疗需要会影响张口、咀嚼、语言或吞咽功能,妨碍正常进食和口腔自洁功能。需要选用适当的食物和进食方法,维持机体营养平衡,注意口腔卫生,预防创口感染。

(七)易伴发感染

口腔颌面部腔窦多,如口腔、鼻腔、鼻窦、眼眶及上颌窦等。这些腔窦内存在着大量细菌,如与创口相通,极易发生感染,应尽早关闭与这些腔窦相通的创口,减少感染机会。

(八)可伴有其他解剖结构的损伤

口腔颌面部有唾液腺、面神经及三叉神经分布,如腮腺受损,可并发涎瘘;如面神经受损,可并发面瘫;如三叉神经受损,其分布区域可出现麻木感。

(九)面部畸形

颌面部发生损伤后,常伴有不同程度的面部畸形,从而加重病人心理负担。治疗时应尽快恢复其外形和功能,减少畸形发生。

二、口腔颌面部损伤的分类

(一)口腔颌面部软组织损伤

根据伤情原因的不同可以分为擦伤、割伤、刺伤、挫裂伤、撕裂伤、咬伤及火器伤等,发生损伤后出血量相对较多、肿胀明显、裂口较大。

(二)牙损伤

可单独发生,也可伴发于颌面部及其他部位的损伤,分为牙挫伤、牙脱位和牙折三类。

(三)颌骨骨折

颌骨骨折有一般骨折的共性,如出血、肿胀、疼痛、骨折移位、感觉异常和功能障碍等。而咬合错乱是颌骨骨折最常见的体征,对颌骨骨折的诊断与治疗有重要意义。病人因咬合错乱而影响咀嚼、言语等功能,可能出现早接触、开𬌗及反𬌗等。因不同损伤部位的骨折段移位,病人会有张口受限、颧面部塌陷、颞颌关节活动受限、鼻通气障碍、视觉异常、呼吸道阻塞、甚至窒息等情况发生。

三、口腔颌面部损伤的急救护理

(一)呼吸道管理

1. 合理选择体位　采取侧卧位或平卧位,头偏向一侧,避免血凝块或分泌物堆积在口咽部。

2. 观察病人意识、瞳孔变化情况,观察四肢活动度,给予心电监护、吸氧等措施,监测生命体征。

3. 及时抽吸口内分泌物,保持呼吸道通畅。观察病人口腔颌面部软、硬组织损伤情况:软腭部黏膜是否发生部分撕脱游离悬吊于咽部上颌骨骨折块是否向后下方移位压迫舌根,有无舌体、口底、颌下及颈部组织移位、局部肿胀与血肿,预防阻塞性窒息发生。

4. 如发现病人出现烦躁不安、出汗、口唇发绀、鼻翼扇动和呼吸困难等窒息前驱症状,严重者在呼吸时出现"三凹征"(锁骨上窝、胸骨上窝及肋间隙明显凹陷),应立即通知医生立即抢救。如抢救不及时,随之发生脉搏减弱、加快、血压下降及瞳孔散大等危象,甚至死亡。

5. 防治窒息的关键在于早发现及时处理,在窒息之前做出正确判断,如已出现呼吸困难,应分秒必争进行抢救,急救处置措施有:

(1)解除呼吸道阻塞,迅速用手指抠出或吸引器吸出阻塞物。

(2)解开病人衣领,并使病人头偏向一侧,采取头低侧卧位或俯卧位,防止分泌物阻塞气道。

（3）将后坠舌牵出:可用舌钳或在舌尖后约 2cm 处用大圆针和 7 号线穿过舌组织全层,将舌拉出口外。

（4）插入通气导管使呼吸道通畅。

（5）药物应用:必要时可静脉滴注尼可刹米、洛贝林,以兴奋呼吸中枢。

（6）必要时行气管切开术。

（7）窒息解除后,给予氧气吸入,血氧饱和度维持在 95% 以上,继续观察病人口唇、皮肤颜色,评估四肢温暖度。

（二）伤口出血的急救护理

1. 监测生命体征,观察病人神志、皮肤色泽与温度、尿量等。一旦出现病人意识淡漠、心率加快、脉搏细速、面色口唇发绀、四肢湿冷等情况,是休克早期的表现,应尽快通知医生进行止血、抗休克等治疗。

2. 切割伤、撕脱伤的病人出血量大,应及时采用压迫止血、结扎止血或药物止血等方法止血。

3. 出血严重者立即建立静脉通道,维持有效血容量,防止休克的发生。

4. 观察敷料包扎松紧度及伤口出血情况:可用笔在浸湿的边缘勾画出渗出范围,并记录时间和渗出液的颜色、性质、量,以此判断伤口出血情况。

（三）合并颅脑损伤的急救护理

1. 病人应卧床休息,减少搬动。

2. 严密观察病人意识、瞳孔及生命体征变化。是否出现意识障碍、瞳孔变大、"颅内高压症"（剧烈头痛、喷射状呕吐、视乳头水肿）等表现,一旦出现应立即通知医生处理。

3. 观察病人是否出现脑脊液漏。发生脑脊液漏的病人,可见有清亮的液体从耳或鼻流出,应采用头高位静卧,减少搬运,早期使用抗菌药物,禁止做鼻腔或外耳道填塞和冲洗,也不可用力屏气或擤鼻涕,以免引起颅内感染。

(四)转运途中的安全管理

1. 转运前检查病人敷料包扎、止血结扎、留置导管等是否固定稳妥,各种引流是否通畅。

2. 疑似颈椎损伤的病人,应多人同时搬运,一人稳定头部并加以牵引,其他人以身体纵轴为中心平直整体移动,合理使用颈托,没有颈托可用时可在颈部放置小枕,头部两侧加以固定,防止头部的摆动。

3. 昏迷伤员可采用俯卧位,额部垫高,使其口鼻悬空,有利于唾液外流和防止舌后坠。

4. 在运送过程中需将病人固定稳妥,避免发生跌倒、坠床等意外情况,期间严密观察病人生命体征、意识情况,保持呼吸道通畅,防止窒息和休克的发生。

(五)急救检伤分类

1. 发生灾难或突发公共事件时,根据一般评估情况结果,进行检伤分类,分为四个等级:轻伤、中度伤、重伤与死亡。

2. 统一使用不同的颜色加以标识,遵循以下救治顺序:

(1)第一优先,重伤员,用红色标识。

(2)其次优先,中度伤员,用黄色标识。

(3)延期处理,轻伤员,用绿色或蓝色标识。

(4)最后处理,死亡遗体,用黑色标识。

第二节 口腔颌面部软组织损伤

📋 **病例**

病人,男,5岁,3h前从电瓶车上摔倒致左额部皮肤挫裂伤。查体可见:病人神志清楚,呼吸平稳,由家长抱入病房。T 36.2℃,P 92次/min,R 20次/min,BP 112/86mmHg。左侧眉弓上方可见一长约3cm皮肤创口,伤及骨面,创缘整齐,伤后未发生昏迷、呕吐,视物未见异常。辅助检查:X片检查未见颌面部骨折。

💡 **思考问题**

1. 颌面部软组织损伤清创缝合的护理要点有哪些?
2. 护士如何对家长进行心理疏导?

【护理评估】

1. 健康史　了解既往有无全身性疾病、既往外伤手术史;评估过敏史:包括药物、食物、尘螨、金属等过敏原;评估病人饮食、排泄、休息与睡眠、吸烟、活动方式等生活习惯。

2. 身体状况

(1) 评估病人意识、瞳孔情况,观察呼吸道是否通畅。了解病人受伤部位、原因、时间。

(2) 评估软组织损伤类型、部位及伤口出血情况。口腔颌面部软组织损伤常分为以下几种类型:

1) 擦伤:皮肤表层破损,由于皮肤感觉神经末梢暴露,痛感明显。

2) 挫伤:皮下及深部组织遭受力的挤压损伤而无开放性创口。可见局部皮肤变色、肿胀和疼痛。

3) 刺、割伤:皮肤和软组织有裂口,应早期行外科清创术。

4）撕裂或撕脱伤:此类损伤为较大的机械力作用于组织,当超过组织的耐受力时,将组织撕裂甚至撕脱。撕脱伤的伤情严重,出血多,疼痛剧烈,易发生休克。

5）咬伤:咬伤可造成面颊或唇部组织撕裂、撕脱或缺损,甚至骨面暴露,外形和功能损毁严重,创面污染重。

（3）了解病人是否合并有其他部位损伤及损伤情况,目前治疗、康复情况。

（4）了解病人最后一次进食时间,女性病人是否处于月经期,了解被动免疫情况。

3. 辅助检查　完善病人血常规、凝血功能等检查。

4. 心理-社会状况　了解病人对疼痛的耐受与认识状态,对愈后的期望值。

【常见护理诊断/问题】

1. 组织完整性受损　与软组织损伤有关。

2. 舒适度改变　与疼痛有关。

3. 焦虑/恐惧　与突发意外、缺乏疾病相关知识、担心愈后有关。

4. 自我形象紊乱　与外伤后面部畸形、容貌改变有关。

【护理措施】

1. 一般护理　对于急诊收治的病人,应尽快做好手术准备,密切观察病人的生命体征,迅速建立静脉通道,合理安置体位。对已发生感染的病人,伤口不宜缝合,常做创面湿敷及清洗。

2. 呼吸道管理　及时抽吸口内血凝块、分泌物,防止误吸、窒息。

3. 清创缝合的护理

（1）清创缝合术:总原则是在伤后 6~8h 内进行,但由于颌面部血运丰富、组织抗感染能力强,超过这个时间仍可以做清创处理和早期缝合。

1）冲洗创口：通过机械冲洗、擦洗或浸泡伤口清除停留在损伤组织表浅部位的细菌、污物和异物等。

2）清理创口：创口冲洗后，作皮肤消毒、铺巾，进行清创处理。

3）缝合：由于颌面部血运丰富，组织再生能力强，即使在受伤后 24~48h 内，也可在清创后进行严密缝合。超过 48h，只要创口没有明显化脓感染或组织坏死，充分清创后仍可以严密缝合。如可能发生感染，可放置引流物在创口内。如发生明显感染的创口不可作初期缝合，可采取局部湿敷，待感染控制后再处理。

（2）局部麻醉下行清创缝合术的护理配合。

1）环境准备：空气消毒完毕，治疗椅粘贴避污膜，诊室内光源充足。

2）用物准备：根据手术需要选择清创包，包括手术剪、针持、缝针、缝线等，准备消毒液、无菌生理盐水、无菌棉球、无菌纱布等。准备输液架、负压吸引装置、吸氧装置。根据病人情况准备心电监护仪，调节各项参数。

3）人员准备：医护人员做好个人防护，病人平躺于牙科椅位上。

4）术中配合：在手术过程中，护士应严格遵守和执行无菌技术操作，准确传递器械，及时吸出口内的唾液、血液等，充分暴露手术野。

5）观察病情：手术过程中认真观察病人的神志、意识、面色、呼吸变化，给予心电监护的病人应准确识别各项参数，重视病人的主诉，一旦出现头痛、头晕、胸闷、恶心等异常，及时汇报医生，配合处理。给予静脉补液的病人需观察输液部位情况，输液针固定是否稳妥，观察液体滴速、剩余液量，有无输液不良反应发生。

6）手术结束后的用物处置：根据医疗废物分类及处置要

求进行。

7）完成治疗室消毒。

4. 伤口护理

（1）切割伤、撕脱伤的病人出血量大，应及时止血，可采用压迫止血、结扎止血或药物止血等方法。出血严重者立即建立静脉通道，维持有效血容量，防止休克的发生。

（2）观察伤口肿胀情况。

（3）观察敷料包扎松紧度及伤口渗出情况：可用笔在浸湿的边缘勾画出渗出范围，并记录时间和渗出液的颜色、性质、量。

（4）保持术后伤口区各种引流装置的通畅，观察引流液的颜色、性质、量，做好记录。

（5）撕脱伤或咬伤病人，根据受伤时间及严重程度，处理各不相同，如进行了游离组织移植的病人，需对皮瓣的存活进行严密的监测。

（6）观察感染伤口周围皮肤情况：为避免伤口渗出液、引流液刺激皮肤，可用凡士林、氧化锌软膏涂于伤口周围皮肤上。

（7）如伴有颌骨骨折，可在进行软组织清创缝合术的同时完成颌骨骨折手术，也可先进行软组织清创缝合术，然后再完成颌骨骨折手术。

（8）清创缝合术后 7~10d，伤口愈合即可拆线。

（9）拆线后，根据病人年龄、皮肤状况及瘢痕部位、范围等情况，可选择瘢痕减张器、瘢痕软化凝胶及激光手术等方法，淡化色素沉着、软化瘢痕。

5. 舌损伤的护理　注意观察舌体与口底肿胀、舌体活动度情况，一旦出现口底突然抬高、舌后坠，阻塞呼吸道，应立即通知医生查看是否有出血，必要时行气管切开术，防止窒息。

6. 腮腺和腮腺导管损伤的护理　腮腺或其导管损伤后，可能发生涎瘘，术后绷带加压包扎该部位 7d 左右，绷带松紧度以能插入一指为宜。期间使用阿托品等药物抑制腺体分泌功能，病人会出现口干，应鼓励病人多饮水。还需观察病人的意识、心率、瞳孔情况，如出现烦躁不安、心悸、瞳孔扩大、呼吸深快甚至昏迷和呼吸麻痹等情况时，应停止使用，立即抢救。口服阿托品应于餐前半小时服用。

7. 疼痛护理　进行疼痛评分，根据不同的疼痛等级，分别采取心理安抚、保持住院环境舒适、播放音乐、深呼吸、放松按摩、使用止痛药物等措施，以缓解疼痛，增强舒适感。

8. 心理护理　病人颌面部的损伤多为意外事故所致，面对突如其来的打击和创伤引起的生理上的痛苦使病人和家属内心焦虑、恐惧，应向病人及家属解释治疗过程，告知其在伤口愈合后，面部瘢痕可通过激光等美容方法变淡或祛除，树立治疗的信心。

【健康教育】

1. 引导病人接受容貌的改变。

2. 告知腮腺及其导管损伤病人，饮食需清淡易消化，避免辛辣、刺激性食物。

3. 向口服阿托品的病人进行用药指导。

【护理评价】

通过护理，病人是否达到：

1. 出血、休克、窒息、涎瘘、面神经损伤等并发症未发生或并发症得以及时处理。

2. 创口愈合良好。

3. 疼痛缓解或消失。

4. 病人能坦然面对形象的改变，并参加正常的社交，树立恢复容貌的信心。

第三节　颌骨骨折

一、上颌骨骨折

📋 病例

病人,男,34 岁,4d 前因打架致颌面部外伤。查体可见:病人神志清楚,呼吸平稳,步入病房。病人左眼眶周瘀斑,复视,左侧鼻部可见清亮液体流出,左侧眶下缘可触及骨台阶感,左侧后牙早接触,前牙开𬌗,自述受伤后未发生昏迷、呕吐。入院时 T 36.2℃,P 78 次/min,R 18 次/min,BP 125/81mmHg。辅助检查:螺旋 CT 示:左侧上颌骨(眶下缘、翼突)骨折。血常规报告示:白细胞计数 $14.54×10^9$/L,中性粒细胞百分比 75.6%,高敏 C 反应蛋白 13.2mg/L。

💡 思考问题

1. 该病人营养支持方式有哪些?

2. 该病人鼻部有液体流出,护理上要特别注意什么?

【护理评估】

1. 健康史　了解既往有无全身性疾病、既往外伤手术史;评估病人心、肺、脑功能。

2. 身体状况

(1)颅脑损伤情况的评估:评估病人意识、精神状态,监测生命体征。上颌骨骨折容易造成颅脑损伤,观察病人是否出现意识障碍、瞳孔变大、"颅内高压"等表现。

(2)了解病人受伤原因、时间,是否合并有其他部位损伤,受伤后治疗经过及被动免疫情况。目前全身情况,用药情况。

(3)呼吸道评估:上颌骨骨折一般常出现骨折块向后下方移位,堵塞呼吸道,易引起窒息。

（4）评估病人咬合关系：咬合错乱是颌骨骨折最常见的体征，对颌骨骨折的诊断与治疗有重要意义。骨折段的轻度移位，也可出现咬合错乱而影响咀嚼、言语等功能。可能有早接触、开𬌗及反𬌗等。

（5）评估病人张口情况：多数颧骨颧弓骨折、全面部骨折会出现张口受限。

（6）评估眶及眶周情况：是否伴有眶周瘀斑、上下睑及球结膜下出血、复视等，应注意观察瞳孔及视觉变化情况；是否出现眶下区麻木；是否出现颧面部塌陷。

（7）观察是否有鼻通气障碍，是否出现脑脊液漏、鼻出血、耳出血等情况。评估对脑脊液漏的处理是否得当。

（8）评估病人颞颌关节活动情况，是否伴有侧𬌗运动和前伸运动功能障碍。

（9）完成病人自理能力、疼痛等评估。

（10）营养评估：咬合关系错乱及疼痛会影响病人正常的咀嚼功能，导致病人饮食结构及进食方式发生变化，可能出现营养摄入不足。

（11）口腔卫生状况评估：病人正常的咀嚼功能障碍，进食减少，口腔自洁功能下降，而病人口腔黏膜撕裂、口鼻部贯通伤等情况使口腔卫生状况更差。

3. 辅助检查

（1）实验室检查：完善术前血液、尿液常规检查；有开放性创口的病人，进行微生物实验室检查。

（2）放射检查：完善 X 线平片、CT 检查。X 线平片检查即可了解骨折部位、数目、方向、类型、骨折移位和牙与骨折线的关系等情况，对骨折的诊断一般不难作出，而三维 CT 重建，对骨折的细节可清晰显示。

（3）上颌骨骨折分类：上颌骨与鼻骨、颧骨和其他颅面骨相连，骨折线易发生在骨缝和薄弱的骨壁处，临床上最常用的上颌骨骨折分类是 LeFort 分型（图 7-1）。

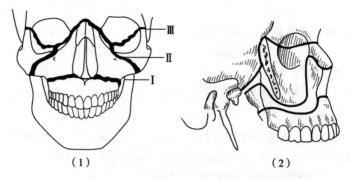

图 7-1 上颌骨 Le Fort 骨折线示意
(1)正面观:Le Fort Ⅰ、Ⅱ、Ⅲ型骨折 (2)侧面观

LeFort Ⅰ型骨折:又称上颌骨低位骨折或水平骨折。骨折线从梨状孔水平、牙槽突上方向两侧水平延伸至上颌翼突缝。

LeFort Ⅱ型骨折:又称上颌骨中位骨折或锥形骨折。骨折线自鼻额缝向两侧横过鼻梁、眶内侧壁、眶底、颧上颌缝,再沿上颌骨侧壁至翼突。有时可波及筛窦达颅前窝,出现脑脊液鼻漏。

LeFort Ⅲ型骨折:又称上颌骨高位骨折或颅面分离骨折。骨折线自鼻额缝向两侧横过鼻梁、眶部,经颧额缝向后达翼突,形成颅面分离,使面中部凹陷和拉长。此骨折多伴有颅底骨折或颅脑损伤,出现耳出血、鼻出血或脑脊液漏。

4. 心理-社会状况 了解病人对疼痛的耐受与认识状态,对疾病治疗的认识,对愈后的期望值。

【常见护理诊断/问题】

1. 潜在并发症:窒息 与上颌骨骨折段向后下方移位阻塞咽喉部、误吸有关。

2. 潜在并发症:出血 与组织损伤有关。

3. 潜在并发症:感染 与外伤、骨折有关。

4. 疼痛 与外伤、骨折有关。

5. 有坠床、跌倒的危险 与视神经损伤有关。

6. 营养失调:低于机体需要量 与疼痛、食欲下降、进食困难有关。

7. 焦虑/恐惧　与突发创伤、缺乏疾病相关知识、担心愈后等有关。

【护理措施】

（一）术前护理

1. 术前常规护理　监测生命体征,观察病人意识、瞳孔变化情况;完善术前检查,向病人介绍检查的时间、目的与步骤,及时查看检查结果;根据实验室检查结果合理选用抗生素;术前皮肤准备,修剪指甲。

2. 颅脑损伤病人的护理　静卧休息,减少搬动。存在脑脊液漏的病人给予头高位,禁止外耳道或鼻腔填塞与冲洗,也不可用力屏气或擤鼻涕,以免引起颅内感染。对烦躁不安的病人,可使用镇静剂,但禁用吗啡,以免抑制呼吸。颅内压增高时给予脱水治疗,监测血电解质变化,防止电解质紊乱。如病情恶化,出现"颅内高压"等表现,及时请神经外科会诊。

3. 饮食护理

（1）饮食种类:食物应富含营养。为了便于进食,以减少或避免咀嚼,可选用稀软或流质食品,如软食中可选用软饭、馒头等;半流质饮食中可选用豆腐、肉松、粥、面条、水果羹等;流质饮食中可选用牛奶、豆浆、鱼汤、肉汤、蔬菜汤、果汁等。每日保证饮水量在 2000ml 以上。

（2）进食方法:根据病人损伤的部位和伤情不同,采用不同进食方法。

上颌骨骨折口内无伤口者,张口度轻度受限的病人一般可进软食。

口内伤口不大,张口轻、中度受限但咬合关系紊乱的病人,可将硅胶胃管前端多面开口部分弃去后从中剪为两段,将其中一段与抽吸有食物的空针相连,将管的前端放入病人磨牙后间隙,再缓慢将食物推入,通过此方法进食,可使病人避免遭受胃管安置的痛苦,减少咀嚼。每次管喂饮食 200~400ml,每日 5~7

次。每餐后再注入 20~40ml 温开水含漱。

口内伤口较大、张口严重受限的病人,给予鼻饲胃管流质饮食。每日进食 5~7 次,每次进食不超过 200ml。使用鼻饲管喂饮食时,应将胃管固定稳妥,避免滑脱,病人鼻部胶布粘贴脱落时及时更换。每餐进食前检查胃管插入深度。

怀疑有消化道出血的病人,应严格禁饮食,选择全肠外营养。应与其他静脉输液通路分开,为降低营养液对静脉血管的刺激,输液滴速调整为 60 滴/min,观察有无静脉炎发生,每 24h 更换输液管道。监测病人血常规、电解质情况,维持水电解质平衡。消化道出血情况好转后,可逐渐过渡到流质饮食、半流质饮食,但需观察进食后病人是否出现腹胀、腹痛等情况,观察呕吐及大便情况。

4. 口腔护理 根据病人意识、自理能力状态、口腔内损伤情况、进食方式等综合评估,给予口腔护理或者口腔冲洗。

(1) 昏迷、精神异常不能主动配合的病人使用无菌生理盐水加少量聚维酮溶液给予口腔护理,每日 2~3 次。

(2) 病人一般情况良好,如口内无伤口的病人,使用软毛刷轻轻刷牙,每日 2 次。

(3) 病人一般情况良好,口内有伤口、骨折块移位小的病人,使用聚维酮碘溶液 10ml 兑等量温开水含漱,每日 3 次。

(4) 病人一般情况良好,口内有伤口、骨折块移位明显的病人,使用无菌生理盐水 250ml 加聚维酮碘溶液 50ml 给予口腔冲洗,每日 2~3 次。

(5) 口腔内血痂较多难以清除,在无菌生理盐水中可加入少量 3% 过氧化氢溶液给予口腔护理,不仅可以起到防腐、除臭的作用,还可抑制厌氧菌的繁殖。

5. 眶周瘀斑、上下睑及球结膜下出血、复视的护理 观察病人瞳孔、视力变化。使用滴眼液的病人遵照药品说明书坚持用药,并观察用药后反应。加强对病人坠床、跌倒风险因素的评估,对高风险病人加强环境安全宣教,落实床档保护、病床轮椅制动、警示标识等护理,对烦躁不安、有精神症状、不能主动配合治疗的病人,与家属沟通后给予保护性约束。

6. 心理护理 安抚病人情绪,向病人介绍疾病与手术治疗相关知识。

（二）术后护理

1. 术后一般护理 观察病人意识和生命体征变化;保持呼吸道通畅,及时抽吸口腔内分泌物,观察分泌物的颜色、性质、量;全麻苏醒后可给予半卧位,避免压迫伤口,以利于伤口引流;加强伤口护理,换药时严格无菌操作;合理进行补液抗炎治疗。

2. 行牵引复位病人的护理 牵引复位分为口内颌间牵引及口外颅颌牵引两种(图7-2),临床常见手术行坚强内固定后给予口内颌间牵引复位的病人,应注意观察:

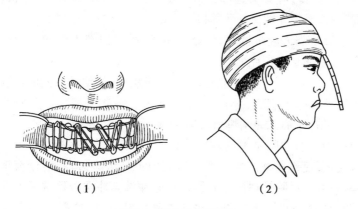

(1)　　　　　　　　　(2)

图 7-2　颌间牵引复位法
（1）颌间牵引复位法　（2）颅颌牵引复位法

（1）口内的夹板、结扎丝、牵引钉有无脱落、断开、移位以及是否损伤牙龈或唇、颊黏膜等。

（2）检查咬合关系是否正常,一旦发现异常应立即通知医生进行调整。

（3）牵引的前2d,疼痛剧烈,可给予药物镇静、止痛,目前可采用麻醉镇痛泵持续止痛,但使用过程中应注意观察病人的呼吸情况。

（4）颌间牵引复位的病人拆除时间:下颌骨固定4~6周后,上颌骨固定3~4周后。

3. 饮食护理

（1）口内无伤口且不需行颌间牵引的病人,可选用半流质或稀软食物,如蛋羹、稀饭、肉糜等。

（2）口内合并有软组织损伤,且伤口大的病人,给予鼻饲流质饮食。

（3）口内伤口小,且行颌间牵引的颌骨骨折病人,可给予鼻饲管喂流质饮食或口饲管喂流质、半流质饮食。

（4）选用鼻饲管喂饮食,但由于进食的方法单一,只能给予流质饮食,应避免选择太过油腻的炖品,搭配营养丰富的饮食,少食多餐才能保证营养摄入充足。

（5）病人应多饮水,将新鲜蔬菜、水果制作成羹状或流质食用,以补充膳食纤维。

4. 口腔护理　根据病人口腔内牵引情况,给予不同的口腔护理措施:

（1）术后无颌间牵引的病人,每日进行口腔护理2次。

（2）行颌间牵引的病人,由于上下颌固定在一起,病人张口受限,使得食物残渣残留于口腔中不易清除,口腔清洁程度差,在常规口腔护理操作后辅以口腔冲洗。冲洗液可选择在生理盐水250ml中加入50ml聚维酮碘溶液,也可选择加入20ml康复新液。

（3）口腔内特殊感染的病人根据酸碱度检测结果选择相应的漱口液。

5. 心理护理　向病人及家属解释治疗过程,树立治疗的信心。

【健康教育】

1. 告知病人上颌骨骨折术后行颌间牵引复位时间为 2~3 周,行牙弓夹板固定治疗时间为 3~4 周。告知病人颌间牵引拆除后即可开始进行张口训练,需坚持训练至开口度达到 3.7cm 左右为宜。

2. 病人出院如仍需行颌间牵引,告知其应继续采用代金氏管喂流质饮食或鼻饲胃管进食,选用富含营养的流质饮食,如牛奶、肉汤等。嘱其每餐进食后用温开水漱口,保持口腔清洁。使用鼻饲管喂饮食的病人,告知病人在咳嗽或打喷嚏时,应用手指在鼻孔处固定住胃管,以免滑脱。

3. 病人出院如仍需行颌间牵引,告知病人注意观察口内的夹板、结扎丝、牵引钉有无脱落、断开、移位,一旦牵引无效应立即复诊。

4. 告知病人出院后 3 个月至半年内进软食,避免大力咀嚼食物。

5. 告知病人注意保护手术部位,避免再次发生撞击。

6. 告知病人目前骨折的手术治疗方法是在复位后选用钛板、钛钉进行坚强内固定,植入物在体内存留时间至少半年,应注意观察植入物是否出现松动、脱落、暴露、伤口流脓、疼痛等情况。如有以上情况发生,应及时复诊。

【护理评价】

通过护理,病人是否达到:

1. 窒息、出血、感染等并发症未发生或并发症得以及时处理。

2. 创口愈合良好。

3. 疼痛缓解或消失。

4. 营养摄入充足。

5. 病人能坦然面对形象的改变,并参加正常的社交,树立恢复容貌的信心。

二、下颌骨骨折

病例

病人,男,54 岁,8h 前因车祸致右侧下颌骨骨折入院。病人轮椅推入病房,神志清楚,呼吸急促,痛苦表情。专科查体:病人面部不对称,右下颌角处皮肤挫伤,口底肿胀明显,舌体活动度差。病人张口受限约 1 指,右侧后牙早接触,前牙区及左侧后牙开𬌗。自述伤后无昏迷、呕吐。入院时 T 37.4℃,P 102 次/min,R 22 次/min,BP 124/96mmHg。辅助检查:CBCT 检查示:右下颌角粉碎性骨折。实验室检查见白细胞计数、中性粒细胞百分比、C 反应蛋白均增高。积极术前准备,行下颌骨骨折切开复位内固定术及气管切开术。

思考问题

1. 如何评估病人的张口情况?
2. 如何保证该病人的呼吸道通畅?

【护理评估】

1. 健康史　了解既往有无全身性疾病、家族遗传病、既往外伤手术史;评估病人心、肺、脑功能。

2. 身体状况

(1) 一般情况评估:评估病人意识、精神状态,监测生命体征。

(2) 了解病人受伤原因、时间,是否合并有其他部位损伤,受伤后治疗经过及被动免疫情况。目前全身情况,用药情况。

(3) 骨折情况评估:观察病人牙列、牙齿脱落、松动情况。下颌骨发生骨折的部位在结构和力学上属于薄弱区域,成为骨折好发部位。骨折后常因不同部位骨折、不同方向的肌肉牵拉而出现不同情况的骨折段移位。

1) 下颌骨正中联合部两侧双发骨折时,正中骨折段可向后下方退缩,使舌后坠。

2) 粉碎性骨折或有骨质缺损时,两侧骨折段向中线移位,使下颌牙弓变窄,舌后坠(图7-3)。

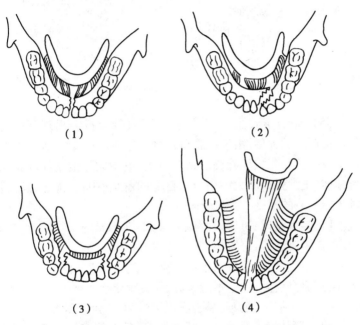

图 7-3　下颌骨正中联合部骨折的移位方向
(1)正中骨折无移位　(2)斜行骨折有移位　(3)双发骨折,骨折段向后移位　(4)粉碎性骨折,牙弓变窄

3) 如双侧颏孔区骨折时,两侧后骨折段向上前方移位,前骨折段向下后方移位,可致颏后缩及舌后坠(图7-4)。严重时可能引起呼吸困难,甚至窒息。

(4) 评估病人咬合关系:咬合错乱是颌骨骨折最常见的体征,对颌骨骨折的诊断与治疗有重要意义。骨折段的轻度移位,也可出现咬合错乱而影响咀嚼、言语等功能。可能有早接触、开𬌗及反𬌗等。

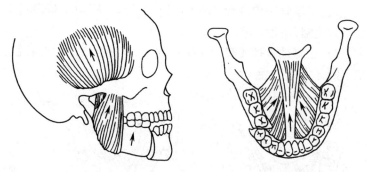

图 7-4 颏孔区骨折时骨折段的移位方向

（5）评估病人张口情况：多数下颌骨骨折会出现张口受限。张口度的评估：由于疼痛和升颌肌群痉挛，多数病人存在张口受限症状。张口度检查以张口时上、下中切牙的切缘间距离为标准，正常张口度大小相当于自身的示指、中指、无名指合拢时 3 指末节的宽度。张口受限分为 4 度：

1）轻度受限：可置入两横指，约 2~2.5cm。

2）中度受限：可置入一横指，约 1~2cm。

3）重度受限：可置入不足一横指，约 1cm 以内。

4）完全受限：完全不能张口，牙关紧闭。

（6）评估病人面型，是否出现不对称、口角歪斜等。

（7）评估病人颞颌关节活动情况，是否伴有侧𬌗运动和前伸运动功能障碍。

（8）评估病人口底、颌下区肿胀情况。

（9）完成病人自理能力、疼痛等评估。

（10）营养评估：咬合关系错乱及疼痛影响病人正常的咀嚼功能，导致病人饮食结构及进食方式发生变化，可能出现营养摄入不足。

（11）口腔卫生状况评估：咬合错乱导致病人正常的咀嚼功能障碍，进食减少，口腔自洁功能下降，卫生状况差。

3. 辅助检查

（1）实验室检查：完善术前血液、尿液常规检查；有开放性创口的病人,进行微生物实验室检查。

（2）放射检查:完善 X 线平片、CT 检查。X 线平片检查即可了解骨折部位、数目、方向、类型、骨折移位和牙与骨折线的关系等情况,对骨折的诊断一般不难作出,而三维 CT 重建,对骨折的细节可清晰显示。

4. 心理-社会状况 了解病人对疾病治疗的认识,对自我形象紊乱的接受度,对愈后的期望值。

【常见护理诊断/问题】

1. 有窒息的危险 与骨折块移位、张口受限、口内分泌物较多有关。

2. 有感染的危险 与骨折有关。

3. 舒适度改变 与疼痛有关。

4. 营养失调:低于机体需要量 与创口、饮食方式改变、饮食种类改变有关。

5. 焦虑/恐惧 与疼痛、缺乏疾病相关知识、担心预后有关。

【护理措施】

（一）术前护理

1. 一般护理措施 观察病人神志情况,监测生命体征,完善各项术前常规准备,合理补液抗炎治疗。

2. 呼吸道管理 床旁准备负压吸引装置,及时抽吸病人口内分泌物,观察呼吸、口底、舌体肿胀情况。下颌骨骨折病人因容易发生口底、舌体肿胀,下颌牙列变窄,张口受限,发生呼吸困难甚至窒息的可能性增高。一旦发生窒息,应立即进行气管切开。

（二）术后护理

1. 做好气管切开护理

（1）气道管理:及时抽吸气道内分泌物,观察颜色、性质和量。每次吸痰时间不超过 15s,口腔吸痰管和气管吸痰管应严格分开,每次必须更换吸痰管,不可交替或重复使用。一切操作均须在无菌条件下进行,防止感染。

（2）妥善固定气管套管:气管套管上的系带松紧度以能插入一横指为宜,应根据局部肿胀情况随时调整。观察局部是否有出血、皮下气肿等情况发生。变换体位时注意套管位置,嘱病人颈部勿左右扭转,以免套管滑脱。

（3）保持气管切开局部的清洁干燥:在气管导管的外套管下垫纱布垫,每8h局部换药一次,如纱布垫污染应及时更换。

（4）保持适当室温（18～20℃）及湿度（60%～70%之间）,气管导管口用无菌生理盐水纱布覆盖,或连接人工鼻,一方面可防止异物掉落入气管内,另一方面可增加吸入空气的湿度。

（5）湿化气道:可采用气管内给药、超声雾化、氧气雾化等方法湿化气道,以减轻呼吸道炎症和水肿,起到稀释和祛除痰液的作用。湿化气道后,应嘱病人做深呼吸和咳嗽,协助排痰,及时吸痰。

（6）使用金属套管的病人为了防止痰液形成干痂发生阻塞,一般每4～6h清洗消毒内套管1次（分泌物不多时可每日消毒2次,分泌物多时随时消毒防止痰痂形成）。消毒方法:目前主要采用高压蒸汽灭菌法,可备多个同型号内套管消毒灭菌后交替使用。

（7）拔管:待病人呼吸道梗阻完全解除后,可考虑拔管。拔管前需先试堵管,先半堵管,再全堵管,全堵管后需观察24h,若病人呼吸平稳,无缺氧症状,睡眠安稳,痰液能从口内吐出,即可拔管。如堵管后有呼吸道梗阻现象,应立即去除堵塞物,畅通气道以后再堵管,或更换小一号套管过几日后再重新堵塞。拔管后颈部创口不必缝合（缝合后反使肉芽向内生长入气管）,可用大块油纱布或消毒纱布遮盖。一般一周左右创口可完全愈合。拔管当日严密观察病人呼吸情况,如病人出现烦躁,呼吸异常,口唇青紫,痰液不易咳出,出现三凹症状,必须重新考虑气管切开,安放气管套管。

2. 加强病人伤口护理、营养支持、口腔护理、颌间牵引护理等。

【健康教育】

1. 告知病人下颌骨骨折术后行颌间牵引复位时间为3~4周,行牙弓夹板固定治疗时间为4~6周。

2. 告知病人术后3个月至半年内需进食软食,并保持口腔清洁。

3. 告知病人拆除颌间牵引钉后,及时进行张口训练,恢复张口度至3.7cm左右为宜。

4. 告知有牙损伤的病人,在张口度恢复后应尽快到口腔门诊进行专科治疗。

5. 面部不对称及畸形的整复 因口腔颌面部创伤后组织的缺损、瘢痕局部膨隆、面神经损伤致病人容貌损毁、表情异常,可根据损伤部位、范围及程度等,选择组织瓣修复、面部自体颗粒脂肪移植、面部透明质酸充填、注射肉毒素及激光溶脂术等方法,恢复容貌。

6. 告知病人若植入材料出现松动、移位、感染等情况发生,应及时复诊。

【护理评价】

通过护理,病人是否达到:

1. 窒息、感染等并发症未发生或并发症得以及时处理。

2. 创口愈合良好。

3. 疼痛缓解或消失。

4. 开口度恢复良好。

5. 能坦然面对形象的改变,并参加正常的社交,树立恢复容貌的信心。

(熊茂婧)

第八章

口腔颌面部肿瘤病人护理

第一节 概　述

我国口腔及咽部恶性肿瘤的发病率为 8.7/10 万（男）及 6.0/10 万（女）。口腔肿瘤与全身肿瘤的构成比，其排序在全身各部位中居第 10 位以后。在全身肿瘤中，良性与恶性的比例为 1:1。口腔颌面部肿瘤，如包括囊肿、瘤样病变在内，一般良性比恶性为多。口腔颌面部恶性肿瘤多发生于男性。国内统计男女构成比约为 2:1。患病年龄，我国以 40~60 岁为高峰。近年来，口腔癌的发病在女性有明显增高的趋势。

口腔颌面部良性肿瘤以牙源性及上皮源性肿瘤为多见，如成釉细胞瘤等；其次为间叶组织瘤如管型瘤、纤维瘤等。恶性肿瘤以上皮组织来源最多，尤其是鳞状上皮细胞癌最为常见；其次为腺源性上皮癌及未分化癌；肉瘤较少，主要为纤维肉瘤、骨肉瘤等。淋巴和造血组织来源的恶性肿瘤，如恶性淋巴瘤、白血病等也可首发于口腔颌面部。

对口腔颌面部肿瘤的治疗，良性肿瘤以手术切除为主，恶性肿瘤强调以外科手术治疗为主，辅以放射治疗及化学治疗的综合治疗，另外，还有生物治疗、低温治疗、激光治疗、热疗、营养治疗等，应根据病理情况分化程度、部位、临床分期及病人的健康状况、精神状态等方面选择适当的治疗方案，以取得最佳的治疗效果。

随着医学模式的转变，对肿瘤的治疗不仅强调保存生命，同时强调提高其生存质量。护理在颌面部肿瘤病人的临床治疗过程中扮演着十分重要的角色。

第二节　口腔颌面部恶性肿瘤

口腔颌面部的恶性肿瘤以癌为最常见,肉瘤较少,其中又以鳞状细胞癌为最多见,其次为腺癌及未分化癌,基底细胞癌及淋巴上皮癌较少见。口腔颌面部恶性肿瘤以舌、颊、牙龈、腭、上颌窦为常见,常向区域淋巴结转移,晚期可发生远处转移。发生于黏膜或皮肤的鳞状上皮癌,一般可分为3级:Ⅱ级分化较好,Ⅲ级分化最差;未分化癌的恶性程度最高。

舌癌是最常见的口腔癌,男性多于女性,男女之比为1.5～2.23:1,发病年龄在40～60岁居多,但近年来有女性增多及发病年龄更年轻化的趋势。

病例

病人,男,69岁,1年前无明显诱因出现右舌溃疡,有疼痛及不适感,进食刺激性食物加剧。就诊于当地医院,诊断为"溃疡",给予药物治疗(具体不详)后疼痛有所缓解。后来局部溃烂反复发作,均自行治疗。右舌溃疡面逐渐长大,7d前疼痛加剧,自行服药后无缓解,于口腔颌面外科门诊行活检,病理报告示右舌腹鳞状细胞癌。专科查体见病人张口度无明显异常,右舌缘后份查见一约2.5cm×2cm大小的包块,界欠清,质中,活动度差,表面溃烂,有触痛,包块浸润较浅,舌体活动度可,双侧颌下及颏部未扪及肿大淋巴结。病人有烟酒嗜好,吸烟约20年,饮酒约15年。患病以来,体重有所减轻,近一周睡眠较差,大小便正常。入院后完善术前检查,行舌颌颈联合根治术加股前外侧皮瓣游离移植术加血管吻合术,术后于颌下、右颈前、右颈后各留置负压引流1个。

思考问题

1. 对该病人如何进行负压引流的护理?
2. 护士如何进行移植皮瓣的观察和监护?

【护理评估】

1. 健康史　应了解病人的基本资料、主诉或求医理由、目前健康状况、过去健康状况、日常生活型态、家族史等,应重点了解有无烟酒嗜好,有无锐利牙嵴、残根或不良修复体长期对口腔黏膜的损伤,口腔内有无白斑或扁平苔藓等危险因素。

2. 身体状况

(1) 舌癌多发于舌缘,其次为舌尖、舌背及舌根等处,常为溃疡型或浸润型,一般恶性程度较高、生长快、浸润性较强,常波及舌肌,致舌运动受限。有时说话、进食及吞咽均发生困难。晚期舌癌可蔓延至口底及下颌骨,使全舌固定,向后发展可以侵犯腭舌弓及扁桃体。如有继发感染或侵犯舌根常发生剧烈疼痛,疼痛可反射至耳颞部及整个同侧的头面部。

(2) 因舌体具有丰富的淋巴管和血液循环,加以舌的机械运动频繁,故舌癌早期便发生淋巴结转移,远处可转移至肺部。

(3) 一般可通过望诊、触诊进行检查。全身检查方面包括病人的精神和营养状态,有无远处转移、恶病质及其他器质性疾病,特别是肝、肾、心肺等重要器官的功能状况。

3. 辅助检查

(1) X线检查:主要了解舌癌有无颌骨浸润及其侵犯范围,并常规行胸部摄片检查肺部有无转移。

(2) 计算机体层扫描摄片(computed tomography CT)和磁共振成像(megnetic resonance image,MRI):主要用于判断舌癌病损的部位、范围、破坏性质,病变累及范围、大小及性质。

(3) 活体组织检查:以确定病变性质、类型及分化程度等。

4. 心理-社会状况　当病人一旦被诊断为舌癌后,多数表现为恐惧、不安和悲观,对治疗预后十分担忧。同时也给病人家庭带来沉重的心理和经济压力。个别晚期病人会因不堪忍受疼痛、吞咽或言语困难以及手术时组织器官的破坏性影响等,对治疗丧失信心而陷入极度绝望甚至产生轻生的念头,这些问题应引起医护人员的高度重视,并因人采取不同的疏导措施。

【常见护理诊断/问题】

1. 恐惧 与被诊断为癌症和缺乏治疗和预后的知识有关。

2. 有窒息的危险 与术后易发生舌后坠而致呼吸道阻塞有关。

3. 有感染的危险 与术后口腔卫生困难、局部创口经常被唾液污染,机体抵抗力下降有关。

4. 语言沟通障碍 与舌切除有关。

5. 营养失调:低于机体需要量 与术后张口受限、咀嚼及吞咽困难有关。

6. 知识缺乏: 缺乏出院后自我护理知识和技能。

【护理措施】

（一）术前护理

1. 心理护理 鼓励病人树立战胜疾病的信心和勇气,介绍同种病例术后恢复期的病人与其交流,使其减轻恐惧感,以最佳的心理状态接受治疗。

2. 术前检查护理 常规检查要求护士正确采取标本,或协助医师采取标本,及时送验。特殊检查应根据不同的检查对病人进行不同的管理,例如:数字减影血管造影（DSA）术前需禁食水 4h,造影剂的过敏试验,备好沙袋（术后局部伤口沙袋加压12h 防止出血或血肿形成）。[131]I 检查前 4 周禁止含碘药物及海带等含碘食物摄入。做 CT 或 MRI 要避免金属物品的携带。各种检查前必须向病人及家属做好解释工作,减少紧张心理,配合检查。

3. 口腔护理 根据病人的口腔情况作牙周清洁,及时治疗口腔及鼻腔炎症。给予含漱剂漱口,如 1%～1.5%过氧化氢溶液,防止术后伤口感染。

4. 常规准备 按外科手术,常规做好输血、皮试准备。行颈淋巴清扫术者需进行面部、颈部、耳周、锁骨周围、腋窝处的皮肤准备,原则是备皮范围大于手术区 5～10cm。如需作邻近组织瓣转移或游离组织瓣整复者,需剃净供皮区毛发,并用肥皂及热水清洁。注意保护皮肤,防止破损。

5. 术前指导　应向病人及家属介绍有关疾病及治疗计划,让病人认同疾病角色,并积极参与疾病的治疗。教会病人有效的咳痰方法、戒烟,学会床上大小便。教会病人一些固定的手势表达基本的生理需要,或用书面的形式进行交流,也可制作图片让病人选择想表达的含义。

（二）术后护理

1. 保持呼吸道通畅　密切观察病情,及时清除口腔的分泌物,防止呕吐物或血液吸入气管引起呼吸障碍或窒息。若病人保留有气管内插管或通气道,应维护人工气道的正确位置,待病情许可后方能拔除。若病人舌体用 7 号缝线牵拉固定以避免舌后坠,应注意保持缝线固定稳妥。鼓励病人深呼吸和咳嗽,排出气道分泌物;观察病人呼吸的节律和频率,监测血氧饱和度;必要时行雾化吸入,湿化气道,防止痰液阻塞气道。

2. 保持适当的卧位,作好病情观察　全麻术后未清醒期应保持去枕平卧 6h,待完全清醒后可采取半卧位。密切观察病人的神志意识、瞳孔、生命体征、引流液颜色、量、性状,皮瓣、舌体及口底肿胀情况、舌体活动度、出入量等。

3. 防止伤口出血　注意观察病人的血压、心率变化;伤口加压包扎;仔细观察颈部敷料及口内创口有无渗血或出血,如敷料上有渗血时,须用笔在浸湿的敷料边缘做记号以勾画出当时的范围,并记录日期、时间、量、颜色、性质等,以利观察评估。

4. 做好负压引流的护理（图 8-1）　术后安有负压引流管的病人应保持引流管通畅,并密切观察引流液的量、颜色及性状。

（1）保持有效的引流是关键:使用前仔细检查引流装置的密闭性能,注意各衔接处是否密封;连续不间断负压吸引,保持压力相对稳定;严密观察引流球是否有瘪陷。当负压不稳瘪陷的材料恢复原状,提示负压失效,应重新恢复负压状态。

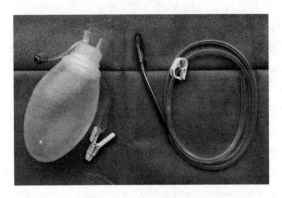

图 8-1 一次性负压引流球

（2）妥善固定：使用负压引流球的病人可随身携带，但不得高于创口；注意防止引流管压迫或扭曲折叠；引流量多时应及时更换。

（3）准确记录引流液量：密切观察引流液量，并将每24h 的引流量记录在病历上。一般术后引流 12h 内不超过250ml。若超过 250ml 或短时间内引流过快、过多，呈鲜红色，应考虑有无颈内静脉或小血管出血；若无引流物流出或流出甚少而面颈部肿胀明显，可能为引流管阻塞、折叠或放置于伤口部分的引流管位置不佳影响引流效果，应通知医生及时处理。

（4）观察引流液的颜色及性状：正常情况下，引流物颜色由暗红→深红→淡红色逐渐变淡。若引流液为乳白色，应考虑为乳糜漏（为术中损伤胸导管所致），应汇报医生拔除负压引流管，局部行加压包扎，并遵医嘱给予禁食或低脂饮食。严重者还要重新打开术区，缝合胸导管。

（5）适时拔除引流管：依据伤口情况，一般在术后第三日、24h 引流量少于 30ml 时，医生即可拔除负压引流管，并行伤口加压包扎。拔除引流管后，护士应继续观察伤口肿胀情况。

5. 防止伤口感染 注意观察体温变化；换药或吸痰注意无

菌操作;负压引流管保持通畅有效,防止死腔形成;做好口腔护理;增加营养摄入,提高机体抵抗力。

6. 做好口腔护理　先用1%~1.5%过氧化氢液清除口内分泌物及血痂,再用生理盐水冲净,也可根据病情用氯己定液漱口,每日3~4次。若口内有皮瓣移植者勿用过氧化氢溶液,以免影响皮瓣成活。

7. 防止营养摄入不足　给予高热量、高营养的平衡饮食,如混合奶、要素饮食等进行管喂。当伤口愈合良好,就可开始口饲,将流质灌入30ml注射器接上约20cm的塑料接管,将接管沿口角放置于咽腔,缓慢注入流质,切勿过速,并注意饮食的温度。

8. 同期行游离组织瓣整复者,皮瓣监测是护理的重点。目前最常用的方法是临床观察,包括皮瓣的颜色、温度、充盈情况、针刺出血状况等。临床观察适合于外露皮瓣,而埋藏皮瓣则可采用多普勒仪进行监测。术后15~30min监测一次,稳定后1h监测一次做好记录。持续5~7d,发现情况及时处理。

(1) 卧位:术后病人平卧,头部保持正中位,两侧沙袋固定,注意保持头颈部适当制动,以利蒂中血管或吻合的血管在无张力下保持血供畅通。

(2) 保持室温在25℃以上,防止过冷刺激引起血管痉挛。注意病人全身和皮瓣局部保暖,冬季用棉垫覆盖皮瓣,留出观察窗便于观察。

(3) 观察皮瓣颜色:一般术后1~2d内皮瓣颜色较苍白,以后逐渐恢复正常。如皮瓣颜色变暗、发绀,则说明静脉淤血;如为灰白色,则提示动脉缺血,应及时探查。如术后3~5d颜色正常,以后肿胀增加,脓液溢出,颜色转为紫黑色,为感染所致的血运障碍。

(4) 观察皮纹:皮瓣表面应有正常的皮纹皱褶,如果发生血管危象,皮纹消失,可见皮纹肿胀。

（5）质地:皮瓣移植后仅有轻度的肿胀,往往比周围组织程度轻,但如果发生皮瓣区域的明显肿胀,质地变硬时,则可判断血管危象的发生,予以抢救。

（6）毛细血管充盈试验:在皮瓣血管危象发生早期或程度较轻时,可表现为轻度的充血或淤血现象,以手指按压,放开后可见变白的区域再度泛红,泛红的过程越快,说明微循环的状况越好,如果该过程长,超过 5s,多提示微循环功能很差,抢救成功的可能性较小。

（7）针刺出血试验:对一些皮瓣颜色苍白,无法马上判断是否为动脉阻塞所致时,可采用此法。要求在无菌状态下进行,以 7 号针头刺入皮瓣深达 5mm,并适当捻动针头,拔起后轻挤周围组织,如见鲜红血液流出,提示小动脉血供良好,否则提示动脉危象。

（8）血管搏动情况:一般采用扪诊的方法检查动脉搏动情况。亦可用多普勒超声血流探测仪测定动脉血流情况,用激光多普勒检查微循环情况。

（9）保持有效的引流:对游离皮瓣移植的病人,应注意调节负压的大小。过大可使回流静脉压迫闭锁且易致出血;过小则可因积血、积液间接影响静脉回流。

（10）正确使用抗凝药物:在整个补液过程中,合理分配扩血管药物,使整个补液过程中均有扩血管药物的作用。但要注意出凝血时间的变化。

（11）供区的观察及护理:供区为肢体者应抬高患肢,观察远端肢体的包扎松紧是否适宜、静脉回流是否受阻、有无肿胀、感觉和运动是否正常。

9. 语言沟通障碍的护理　评估病人读写能力,术前教会病人简单的手语;术后可用写字板、笔、纸进行交流,对于不能读写的病人也可用图片;主动关心病人,满足其需要。应鼓励病人早期行语言训练及舌体动度训练。

10. 疼痛的护理　评估病人疼痛的部位、性质、强度,针对疼痛的原因给予处理;适当改变病人的姿势,给予局部按摩,增加舒适感;必要时依医嘱给予止痛剂,并注意观察呼吸和血压;观察伤口及静脉注射部位或导尿管有无感染征象,以分析疼痛是否因感染引起。作好心理护理,减轻病人焦虑和不安,继而减轻疼痛。

【健康教育】

1. 告知病人有关活动的注意事项:出院后可继续日常活动;避免压迫、撞击术区;睡觉时适当抬高头部。

2. 指导病人有关饮食方面的知识　出院 1 个月内避免进食辛辣、硬的饮食;进食高营养、高维生素、高蛋白质饮食,以利身体恢复。

3. 遵医嘱服药,并介绍出院所带药物的用法、作用、副作用及处理方法。

4. 伤口的处理　用柔软的牙刷刷牙,每餐后漱口;保持切口处干燥,洗脸时勿触及伤口,洗头时头稍向后倾,避免水污染伤口。

5. 出院后出现下列情况之一者应立即返院检查　呼吸困难;伤口出血、裂开、肿胀;发热超过 38℃;出现任何异常症状或持续不愈症状。

6. 安排复诊日期和时间。

7. 定期随访。

8. 提供有关语言训练及舌体动度训练的知识。

【护理评价】

通过护理,病人是否达到:

1. 出血、窒息等并发症未发生或并发症得以及时处理。

2. 创口愈合良好。

3. 疼痛缓解或消失。

4. 营养摄入均衡,无营养不良发生。

5. 皮瓣血流灌注良好,无血管危象发生。

6. 情绪稳定,对疾病有正确的认识。

第三节　口腔颌面部良性肿瘤和瘤样病变

口腔颌面部良性肿瘤和瘤样病变在临床上常见色素痣、牙龈瘤、纤维瘤、牙源性肿瘤、脉管瘤与脉管畸形、神经源性肿瘤、嗜酸性粒细胞增生性淋巴肉芽肿、骨源性肿瘤八种。本章主要讲述牙源性肿瘤、脉管瘤与脉管畸形、神经源性肿瘤、骨源性肿瘤四种良性肿瘤的护理。

> 📋 **病例**
>
> 病人,男,59 岁,1 年前无明显诱因出现右牙龈上一包块,有疼痛及不适感,未与特殊治疗,近 1 月来疼痛加剧,自行服药后无缓解,于口腔颌面外科门诊检查,初步诊断为牙龈瘤。专科查体见病人张口度无明显异常,右下牙龈上查见一约 2.5cm×2cm 大小的包块,界欠清,质中,活动度差,表面溃烂,有触痛,包块浸润较浅,舌体活动度可,双侧颌下及颏部未扪及肿大淋巴结。病人有烟酒嗜好,吸烟约 10 年,饮酒约 10 年。患病以来,体重有所减轻,近一周睡眠较差,大小便正常。入院行手术治疗。
>
> 💡 **思考问题**
>
> 1. 对该病人可采取哪些疼痛护理措施?
> 2. 该病人的术后饮食要注意哪些问题?

【护理评估】

1. 健康史　包括基本资料、主诉或求医的理由、目前健康状况、过去健康状况、日常生活形态、家庭史、生长发育史、系统回顾、心理社会史。

2. 身体状况

(1) 牙源性肿瘤:生长缓慢,肿瘤所在部位发生骨质膨胀,压迫神经产生疼痛、继发感染或颌骨呈现畸形。

（2）脉管瘤与脉管畸形

1）血管瘤:增生期初期表现为毛细血管扩张,四周为晕状白色区域,迅即变为红斑并高出皮肤,似(杨)草莓状。消退缓慢,由鲜红变为暗紫、棕色,皮肤可呈花斑状。完全消退后可以后遗色素沉着,浅瘢痕,皮肤萎缩下垂等。

2）脉管畸形:微静脉畸形多发于颜面部皮肤,呈鲜红或紫红色,与皮肤平,周界清楚;静脉畸形位置深浅不一,位置较深则皮肤或黏膜颜色正常,表浅则皮肤呈蓝色或紫色;动静脉畸形病损高起呈念珠状,表面温度高于正常皮肤,可扪到搏动。

（3）神经源性瘤

1）神经鞘瘤:生长缓慢,包膜完整,属良性瘤,也有恶性者。

2）神经纤维瘤:生长缓慢。口腔内少见。颜面部神经纤维瘤表现为皮肤呈大小不一的棕色斑,或呈灰黑色小点状或片状病损。

（4）骨源性肿瘤

1）骨化纤维瘤:生长缓慢,早期无症状,肿瘤增大后,颌骨膨胀肿大,引起面部畸形及牙位移位。

2）骨巨细胞瘤:一般生长缓慢,如生长较快,可能有恶变。

3. 辅助检查

（1）X 线检查:主要了解肿瘤部位、破坏程度、大小及性质。

（2）CT 和 MRI:主要用于判断肿瘤的部位、范围、破坏性质,病变累及范围、大小及性质。

（3）活体组织检查:可确定肿瘤类型、性质等。

4. 心理-社会状况 病人可产生偏激的情绪反应(忧郁、恐惧并伴有明显的睡眠障碍)。

【常见护理诊断/问题】

1. 焦虑 与缺乏治疗和预后的知识有关。

2. 有感染的危险 与术后口腔卫生困难,机体抵抗力下降有关。

3. 营养失调:低于机体需要量 与术后张口受限、咀嚼及吞咽困难有关。

4. 知识缺乏: 缺乏出院后自我护理知识和技能。

【护理措施】

（一）术前护理

1. 心理护理 建立有效的沟通方式。

2. 协助完善各项化验检查。

3. 创造舒适安静的住院环境,使病人处于较佳的精神状态。

4. 保持口腔清洁。

5. 做好术区皮肤准备。

（二）术后护理

1. 术后护理常规与恶性肿瘤部分大致相同。

2. 颌面部良性肿瘤和瘤样病变病人特殊护理

（1）脉管瘤与脉管畸形病人股动脉穿刺部位护理

1）行经股动脉血管造影术或造影栓塞术术后平卧24h,腹股沟穿刺部位沙袋压迫24h。

2）观察病人伤口出血、渗血情况,脉管疾病部位疼痛情况。

3）严密观察生命体征、肢体感觉和活动度的变化。

4）观察股动脉穿刺处的加压情况,出现疼痛、恶心时,及时给予药物对症治疗。

（2）伤口护理

1）伤口位于口底、舌、咽旁部位的病人术后注意呼吸、伤口肿胀情况,必要时床旁备气管切开包。

2）观察伤口渗血情况,术后避免压迫、撞击术区,结痂处不要用手撕、抠,防止伤口出血。

3）防止皮肤引起感染。

【健康教育】

1. 指导病人练习深呼吸,咳痰。

2. 告知病人饮食的种类及方法。

3. 指导病人戒烟戒酒,避免辛辣、过烫的食品。

【护理评价】

评价病人是否达到:

1. 病人能够认识引起焦虑的原因,进行自我控制。

2. 呼吸道通畅。

3. 伤口愈合良好,无出血和感染发生。

4. 病人能够正视颌面部结构和功能的改变,并表现出积极的适应行为。

5. 病人进食满足机体需要。

(毕小琴)

第九章

唾液腺疾病病人护理

唾液腺(又称涎腺)包括腮腺、下颌下腺和舌下腺三对大唾液腺,以及位于口腔、咽部、鼻腔及上颌窦黏膜下层的小唾液腺。本章重点介绍唾液腺炎症、唾液腺瘤样病变及唾液腺肿瘤病人的护理。

第一节　唾液腺炎症

根据感染性质,唾液腺炎症分为化脓性、病毒性和特异性感染三类。好发于腮腺,其次为下颌下腺,而舌下腺和小唾液腺极少见。

一、急性化脓性腮腺炎

📋 **病例**

病人,男,9岁,自诉感冒后出现耳后区疼痛,近2日来疼痛加剧,出现肿胀。体检发现:腮腺区肿胀明显,皮温升高,皮肤发红,压迫肿大的腮腺区导管口可见脓血性液体流出。患病以来,饮食、睡眠差,精神差,体温39.6℃。

💡 **思考问题**

1. 如何缓解病人的焦虑情绪?
2. 对该病人应如何进行高热护理?

【护理评估】

1. 健康史　仔细询问病人发病前的全身健康状况,有无严重的全身疾病和外科大手术史,有无过敏史。

2. 身体状况

(1) 炎症早期症状不明显,腮腺区有轻微肿大、压痛,导管口轻度红肿、疼痛。

(2) 如果早期急性炎症未能得到控制,则进入化脓、腺组织坏死期。此时疼痛加剧,呈持续性疼痛或跳痛,腮腺区肿胀明显,皮肤发红,皮温高,张口受限,全身发热不适。

(3) 口内导管口红肿,挤压腺体可有脓性分泌物从导管口流出。

3. 辅助检查　血常规检查可见白细胞总数增高,中性粒细胞比例增高,核左移,可出现中毒颗粒。

4. 心理-社会状况　病人缺乏相关疾病知识,产生焦虑,担心疾病的预后。

【常见护理诊断/问题】

1. 急性疼痛　与炎症反应有关。

2. 体温过高　与炎症反应有关。

3. 焦虑　与缺乏疾病相关知识有关。

【护理措施】

1. 保持口腔清洁,含漱剂漱口,也可用棉球擦洗口腔,每日3~4次,预防感染。

2. 嘱病人卧床休息,进食流质,服酸性饮料,刺激唾液分泌。

3. 切开引流后行半卧位,有利于伤口分泌物的引流。术后如放置引流条或负压引流管,注意引流管扭曲、受压、脱出,观察引流物的量、色、性状。

4. 按医嘱准确应用抗生素,预防感染及并发症。

【健康教育】

1. 指导病人进行口腔清洁。

2. 告知病人饮食搭配,进食流质饮食。

3. 告知病人平时加强锻炼,增强抵抗力。

【护理评价】

通过护理,病人是否达到:

1. 局部疼痛、肿胀减轻或消失,体温正常。

2. 情绪稳定,对疾病有正确的认识。

二、慢性阻塞性腮腺炎

【护理评估】

1. 健康史　了解病人近期有无导致身体抵抗力下降的诱因,询问病人是否有反复发作史,有无过敏史。

2. 身体状况

(1) 单侧或双侧腮腺炎反复发作,病程长,可突发,也可逐渐发病。

(2) 腮腺区轻度肿胀不适,唾液分泌减少,口干、口臭。检查可见腮腺导管口轻度充血,挤压腺体可见导管口有脓性或胶冻状分泌物溢出。

3. 辅助检查　腮腺造影显示末梢导管呈点状、球状扩张,排空延迟。

4. 心理-社会状况　腮腺炎症反复发作,病程长,病人十分痛苦焦虑,根治心切。

【常见护理诊断/问题】

1. 体温过高　与炎症反应有关。

2. 焦虑　与缺乏疾病相关知识有关。

【护理措施】

1. 嘱病人多饮水,每日按摩腺体,帮助排空唾液。

2. 用淡盐水漱口,保持口腔卫生。

3. 咀嚼无糖口香糖,刺激唾液分泌。

4. 按医嘱应用抗生素。

【健康教育】

1. 指导病人进行口腔清洁。

2. 告知病人饮食搭配,进食流质饮食。

3. 指导病人放松情绪,积极治疗。

【护理评价】

通过护理,病人是否达到:

1. 局部疼痛、肿胀减轻或消失,体温正常。

2. 情绪稳定,对疾病有正确的认识。

第二节　唾液腺瘤样病变

　　唾液腺瘤样病变包括唾液腺黏液囊肿、腮腺囊肿、唾液腺良性肥大。本节重点介绍唾液腺黏液囊肿。广义的唾液腺黏液囊肿包括小唾液腺黏液囊肿及舌下腺囊肿,是较为常见的唾液腺瘤样病变。唾液腺黏液囊肿根据其病因及病理表现的不同,可分为外渗性黏液囊肿和潴留性黏液囊肿。

📋 病例

　　病人,女,11岁,自诉口底有一包块,无痛,舌体有抬高,说话不清楚,偶然破溃后感到口腔有液体流出,包块消失,几日后又出现包块,如此反复。自觉无发热等。

💡 思考问题

　　1. 如何指导病人预防复发?

　　2. 如何预防伤口出血发生?

【护理评估】

　　1. 健康史　询问病人饮食是否正常,体重有无减轻,有无其他全身疾病及过敏史。

　　2. 身体状况

　　(1)黏液囊肿好发于下唇及舌尖腹侧。囊肿位于黏膜下,表面又覆盖一薄层黏膜,故呈半透明、浅蓝色的小泡,状似水泡。大多为黄豆至樱桃大小,质地软而有弹性。囊肿很容易被咬伤而破裂,流出蛋清样透明黏稠液体,囊肿消失。破裂处愈合后,又被黏液充满,再次形成囊肿。反复破损后不再有囊肿的临床特点,而表现为较厚的白色瘢痕样突起,囊肿透明度减低。

（2）舌下腺囊肿最常见于青少年,可分为单纯型、口外型和哑铃型三种类型。

3. 辅助检查 穿刺可抽出无色透明的黏性液体。

4. 心理-社会状况 囊肿较大时,引起的吞咽、言语及呼吸困难,使病人产生焦虑,需手术时病人感到紧张。

【常见护理诊断/问题】

1. 吞咽障碍 与囊肿的大小、部位有关。

2. 焦虑 与缺乏疾病相关知识有关。

【护理措施】

（一）术前护理

1. 做好术前心理准备,向病人讲清手术目的及手术的必要性,消除恐惧、紧张情绪,使其有充分的思想准备,提高病人心理承受能力。

2. 术前进食营养丰富、易消化食物,保证营养供给。

3. 使用含漱液漱口,保持口腔清洁,预防术后伤口感染。

（二）术后护理

1. 取平卧位或半卧位,头偏向一侧,便于分泌物的引流和减轻局部肿胀、充血。放置引流条时,注意观察伤口及出血情况。

2. 保持口腔清洁,可行口腔冲洗或口腔护理,每日3~4次。舌下腺手术后一般不宜漱口、刷牙,以免刺激伤口引起出血。

3. 术后3~5d内尽量少说话,以减少舌部活动,防止术后伤口出血。

4. 注意观察伤口渗血及敷料包扎情况,防止渗血和出现呼吸困难(包扎过紧而引起)。

5. 注意观察舌及口底肿胀情况,预防发生窒息。

【健康教育】

1. 告知病人不要总是咬唇等动作。

2. 指导病人进食流质饮食。

3. 指导病人放松情绪,积极治疗。

【护理评价】

通过护理,病人是否达到:

1. 术后无并发症发生。

2. 情绪稳定,对疾病有正确的认识。

第三节　唾液腺肿瘤

肿瘤是唾液腺疾病中最常见的疾病。在不同的解剖部位中,腮腺肿瘤的发生率最高,其次是下颌下腺肿瘤、舌下腺肿瘤。任何年龄均可发生唾液腺肿瘤。成人唾液腺肿瘤良性多于恶性,但儿童唾液腺肿瘤恶性多于良性。临床上以腮腺多形性腺瘤最常见,以 30~50 岁为多见,女性多于男性。

📋 病例

病人,女,39 岁,约 3 个月前,病人左耳下部出现一包块,近期逐渐长大。专科查体:病人左耳下扪及一 3cm×3cm 大小包块,表面光滑,界清,活动,无压痛,无面瘫症状,双侧颌下及颈淋巴结无明显肿大。辅助检查:CT 提示左腮腺 3.35cm×1.78cm×3.37cm 大小稍高密度团块影像。病人患病以来,精神、睡眠可,饮食正常,大小便正常。

💡 思考问题

1. 术后如何进行面神经功能的评估?

2. 该病人的饮食、用药有哪些需要特别注意?

【护理评估】

1. 健康史 询问病人全身健康状况。询问病人家族中有无类似疾病发生的病史。了解最初发现的时间、确切的部位、生长速度以及最近是否发生突然加速生长，有无面瘫症状。

2. 身体状况

（1）症状：一般可无自觉症状。

（2）体征：表现为耳垂下、耳前区或腮腺后下部的肿块，一般可活动。肿瘤界限清楚、质地中等，扪诊呈结节状。

3. 辅助检查 行 CT 检查，实验室检查。

4. 心理-社会状况 病人及家属可有紧张、恐惧、焦虑和自我形象紊乱，影响到病人正常生活及社会交往。

【常见护理诊断/问题】

1. 自我形象紊乱 与术后面神经功能障碍有关。

2. 焦虑 与缺乏疾病相关知识有关。

【护理措施】

（一）术前护理

1. 腮腺区手术需剃发至患侧耳后 3~5cm。成人术前 8h 禁食禁饮。病人术前晚行开塞露通便。

2. 心理护理 向病人讲清手术目的及手术的必要性，消除紧张心理。对术后可能出现的暂时面神经麻痹应做好交待，使病人及家属有心理准备，减轻心理负担。

（二）术后护理

1. 体位 意识未清醒的病人去枕平卧位，头偏向一侧；意识清醒的病人采取半卧位。

2. 密切观察病情。

3. 保持呼吸道通畅及时吸出口腔及呼吸道分泌物。鼓励病人深呼吸和咳嗽。

4. 伤口护理 保持局部敷料有效压迫包扎：一般加压包扎 5~7d 拆线，拆线后应继续加压包扎数日。

5. 饮食护理 腮腺手术禁忌酸、辣刺激性食物和药物，防止腮腺涎瘘的发生。

6. 面神经功能观察及护理(表 9-1)

表 9-1 面神经麻痹的症状、体征及护理措施

受刺激的面神经	症状、体征	护理措施
颞支	不能皱额	
颧支	眼睑闭合不全	注意眼的保护,可用眼膏涂敷,晚间以油纱布覆盖,以防暴露性角膜炎的发生
颊支	不能鼓颊	
下颌缘支	下唇麻木,鼓颊时口角向健侧歪斜	预防咬伤下唇及流涎污染绷带,同时还应预防食过烫食物引起口腔软组织烫伤
颈支	颈部皮纹消失	

【健康教育】

1. 日常活动休息指导 出院后可正常活动,睡眠时适当抬高头部。

2. 伤口保护指导 避免压迫、撞击术区;保持切口处干燥。

3. 饮食指导 避免进食刺激性尤其是酸性食物,以防涎液分泌潴留,影响伤口愈合。

4. 用药指导 在进食前 30min 服用阿托品,以减少进食时的唾液分泌。暂时性面瘫病人应积极配合用维生素 B_1、B_{12} 药物治疗和理疗。

5. 定期复查 指导术后 1 个月复查。

【护理评价】

通过护理,病人是否达到:

1. 术后无并发症发生。

2. 情绪稳定,对疾病有正确的认识。

(毕小琴)

第十章

颞下颌关节疾病病人护理

颞下颌关节是颌面部具有转动和滑动运动的左右联动关节,是人体最复杂的关节之一,具有咀嚼、吞咽、言语和表情等重要生理功能。本节主要叙述颞下颌关节疾病中较为常见的疾病——颞下颌关节紊乱病、颞下颌关节脱位和颞下颌关节强直的护理。

第一节 颞下颌关节紊乱病

📋 病例

病人,女性,67 岁,半年前出现张口费力,咀嚼硬物时出现双侧关节酸胀,近来因张口明显受限,影响进食,开闭口时有弹响声前来就诊。入院后睡眠饮食较差,情绪低落、焦虑紧张,配合能力差,担心治疗效果,经医师、护士多方劝说才配合操作。术后进食睡眠均较差,病人疼痛剧烈,情绪不稳。

💡 思考问题

1. 该病人入院时情绪低落,焦虑紧张,护士采取何种方法,减轻病人焦虑紧张情绪?

2. 该病人在手术前,应做好哪些术前准备?

3. 通过什么方法来判断术后伤口是否出血?

【护理评估】

1. 健康史 询问病人有无药物、食物过敏史、家族史、手术史;家族中有无肥胖、打鼾者;了解病人有无全身性疾病如严重心血管疾病、糖尿病及造血系统疾病等及精神状况,包括工作和生活紧张程度;咀嚼习惯、饮食种类、夜磨牙、不受控制的打哈欠、不良姿势等生活习惯;殆干扰、牙尖早接触、创伤等殆因素。

2. 身体状况

(1) 下颌运动:包括开口度异常;开口型异常;开口运动的伴随状况。

(2) 疼痛:开口和咀嚼运动时关节区或关节周围肌肉群有无疼痛。

(3) 弹响和杂音

1) 弹响音,即开口运动中有"咔、咔、咔"的声音,一般为单音,有时为双音,可复性关节盘前移位时可出现这类弹响。

2) 破碎音,即开口运动中有"咔叭、咔叭"的破碎声音,多为双声或多声,关节盘穿孔、破裂或移位可出现这类杂音。

3) 摩擦音,即在开口运动中有连续的似揉玻璃纸样的摩擦音,骨关节病的骨、软骨面粗糙可出现这类杂音。

(4) 其他伴随症状:头痛,耳病(包括耳闷、听力下降、耳鸣等),眼病,以及吞咽困难,言语困难,慢性全身疲劳等。

3. 辅助检查

(1) X线平片:可发现关节间隙改变,但无骨质破坏。

(2) 关节造影:可发现关节盘移位、穿孔,关节盘附着的改变以及软骨面的变化。

(3) 关节内镜:可以直接获取颞下颌关节的组织结构图像,发现疾病的早期改变,对颞下颌结构紊乱进行确诊。

(4) CT:用于鉴别诊断。

(5) 磁共振:可检查关节盘和翼外肌病变,有利于病变的定位。

(6) 实验室检查:生化检查,血、尿、便常规检查。

（7）心电图、胸部 X 片检查,以了解身体的基本状况。

4. 心理-社会状况　心理社会因素与颞下颌关节紊乱病的发生、发展和治疗效果有着密切的关系。因此应了解病人的心理状况、社会支持状况、经济状况;病人对疾病、手术方式、麻醉方式的认识程度;对术前准备、手术和麻醉知识的了解程度。

【常见护理诊断/问题】

1. 焦虑　与疾病的长期性及其对生活的影响有关。

2. 疼痛　与疾病引发的器质性破坏或肌痉挛有关。

3. 知识缺乏：　缺乏颞下颌关节紊乱病病因及治疗的相关知识。

4. 进食障碍　与张口、闭口受限有关。

5. 语言沟通障碍　与张口、闭口受限有关。

6. 自我形象紊乱　与面型及功能改变有关。

【护理措施】

颞下颌关节紊乱病没有特效的治疗方法,多以保守治疗为主;对于保守治疗无效,存在严重的、反复发作的疼痛,开口受限,影响功能者方采取手术治疗。

（一）术前护理

1. 心理护理　根据病人的身体状况,做好心理疏导,给予心理支持,消除或减弱心理因素对疾病的影响。告知病人治疗的方法以及手术的目的和必要性,使其对疾病有正确的认识,积极配合治疗。

2. 口腔护理　保持口腔清洁,用含漱液漱口,不宜刷牙,可采用棉球擦洗或注射器冲洗口腔,每日 3~4 次。

3. 术前准备

（1）做好皮肤准备。

（2）术前教会病人有效咳痰的方法。

（3）对进食困难的病人,可给予营养丰富的软食或流质饮食。

（4）关节疼痛、张口受限者可给予局部热敷、针灸、按摩和理疗。

（二）术后护理

1. 体位　取半坐卧位或头高脚低位,有利于引流,减轻头面部肿胀,减轻疼痛。

2. 口腔护理　可用含漱液漱口每日 3~4 次或口腔冲洗每日 2 次,保持口腔清洁,防止感染。

3. 保持呼吸道通畅　床边备吸引装置,及时有效地吸出病人呼吸道内的分泌物或血液。

4. 保持引流管通畅　术后若放置有引流条或负压引流管,应注意防止引流管的扭曲、受压、脱落,并密切观察引流物的量、色、性状,如果术后 1h 引流量大于 100ml,或 12h 引流量大于 250ml,因考虑有出血的可能,应及时通知医师并处理。

5. 饮食护理　术后进食流食 2 周,半流食 1 周,软食 1 周,逐步过渡到普食。

6. 减轻局部肿胀和疼痛　抬高床头 30°~40°,伤口局部加压包扎 5~7d;术后 3d 应用激素类药物;疼痛无法忍受时,遵医嘱使用止痛药或止痛泵,注意用药反应;术后冷敷 72h。

7. 术后早期关节运动功能训练,促使关节运动功能恢复。

【健康教育】

1. 饮食指导　鼓励病人进食营养丰富、清淡、流质饮食。禁烟、酒及刺激性食物,避免食用坚硬食物。

2. 行为知识指导　保持良好生活习惯,加强疾病预防知识学习。

3. 保护关节指导。

4. 加强口腔卫生指导,保持口腔清洁。

5. 加强心理指导,避免精神紧张、疲劳、焦虑等。

6. 关节功能恢复指导。

7. 指导病人定期复查。

【护理评价】

通过护理,病人是否达到:

1. 关节不适、疼痛等症状缓解或消失。

2. 无并发症发生或并发症处理及时。

3. 病人焦虑、紧张等症状缓解或消失。

第二节　颞下颌关节脱位

📋 病例

病人,男性,28 岁,打哈欠时突然不能闭口,言语不清,前来就诊,医师给予手法复位后,头帽颏兜加以固定。病人紧张,担心再次发生。要求医师给予辅助药物治疗,护士给予讲解本病的相关知识后,仍不能缓解病人的焦虑。

💡 思考问题

1. 手法复位前,如何让病人放松,减轻其紧张情绪?

2. 手法复位后,病人应该注意什么,以防再次脱位情况发生?

【护理评估】

1. 健康史　了解病人的全身及精神状况以及病人有无张口过大,如打哈欠、大笑、咬过大过硬食物等不良生活习惯;下颌前区有无遭受过大压力或暴力,有无习惯性脱位,有无颞下颌关节紊乱病等。

2. 身体状况

(1)脱位发生于单侧或双侧;单侧脱位时中线偏健侧,正中位丧失;双侧脱位时中线无偏斜,前伸开颌。

(2)口张开后能否闭上;上、下牙是否呈开颌;有无语言不清、流涎、咀嚼和吞咽困难。

（3）耳屏前关节区有无凹陷；扣之髁状突是否明显前移。

3. 辅助检查 X线平片，可协助诊断。

4. 心理-社会状况 了解病人精神紧张状况。

【常见护理诊断/问题】

1. 焦虑 与关节脱位对生活的影响有关。

2. 自我形象紊乱 与不能完全闭口有关。

3. 知识缺乏： 与缺乏颞下颌关节脱位的病因及治疗的相关知识有关。

4. 进食障碍 与张口、闭口受限有关。

5. 语言沟通障碍 与张口、闭口受限有关。

【护理措施】

（一）心理护理

向病人介绍治疗方法及注意事项，初步解除病人心理负担；由于就诊时，病人呈张口状态，故应注重与病人的非语言交流，交流时增加点头及手势等，消除病人恐惧、紧张及消极心理，使病人和家属积极配合治疗。

（二）一般护理

1. 保持口腔清洁，张口受限无法刷牙者，可协助用漱口液漱口、冲洗或用棉球擦洗方法清洁口腔。

2. 进食困难者，可协助进食。

（三）手法复位前护理

1. 让病人做好思想准备，精神不宜紧张，肌肉要放松，必要时给予镇静剂。

2. 安排病人坐在高度较低的硬木椅上，端坐位，背部和头部依靠于硬墙面或坚固的高背椅上。

3. 按摩关节区及咬肌区 1~2min。

4. 准备无菌手套，无菌纱布缠于医师拇指上，以防病人咬伤。

（四）手法复位后护理

1. 复位后,用弹力绷带固定 2~3 周以限制下颌运动,开口不宜超过 1cm。

2. 弹力绷带固定时,应注意固定不可过紧,保持病人呼吸通畅。

3. 复位后 20d 内限制运动,防止再脱位。

（五）术前护理

1. 清洁口腔,使用含漱液漱口。

2. 术前进食困难的病人,可给营养丰富、易消化的软食或流质,保证营养供给。

3. 消除病人术前紧张情绪,视情况给予镇静剂。

（六）术后护理

1. 术后取平卧位,单侧手术时头偏向健侧,利于分泌物的引流,减轻伤口局部肿胀。

2. 保持口腔清洁,含漱液漱口或口腔擦拭每日 3~4 次。

3. 术后进流质食物,进食时防止发生误吸及呛咳,必要时采用鼻饲饮食。

【健康教育】

1. 做好饮食健康教育。

2. 行为知识指导对病人进行疾病预防知识教育,纠正不良生活习惯。

3. 指导病人做好保护关节方法。

4. 做好口腔卫生指导,保持口腔清洁。

5. 遵医嘱定期复查。

【护理评价】

通过护理,病人是否达到:

1. 焦虑紧张情绪是否缓解。

2. 是否掌握关节保护相关知识。

第三节　颞下颌关节强直

📋 病例

病人,男性,20岁,3岁时不慎摔倒,颏部着地,并逐渐出现张口困难。由于开口受限,病人进食较差,虚弱无力,且面部外形改变,不愿意与人沟通。入院3d后在全麻下行"双侧颞下颌关节成形,关节盘松解复位内固术",术后局部放置负压引流条两根,流食饮食,病人自觉伤口局部疼痛进食较差,不愿意离床活动。

💡 思考问题

1. 手术后如果病人出现呼吸困难,应如何处理?

2. 术后采取何种措施缓解病人伤口疼痛?

3. 手术后张口训练应该坚持多长时间,如何进行有效的训练?

【护理评估】

1. 健康史　了解病人的全身及精神状况,询问有无外伤史、是否患过中耳炎、下颌骨髓炎,以及关节损伤等;了解病人的家族史、过敏史、发热史;女性病人月经是否来潮。

2. 身体状况

(1) 有无进行性张口困难或完全不能张口。

(2) 有无面下部发育障碍、畸形。

(3) 𬌗关系有无错乱。

(4) 髁状突活动度是否减弱或消失。

3. 辅助检查

(1) X线平片:可发现关节间隙改变和关节部改变。

(2) CT及三维成像检查:有助于判断粘连的范围、部位及程度。

（3）实验室检查：生化检查,血、尿、便常规检查,以了解身体的基本情况。

4. 心理-社会状况　了解病人的心理状况、社会支持状况、经济状况；病人对疾病、手术方式、麻醉方式的认识程度；对术前准备、手术和麻醉知识的了解程度。

【常见护理诊断/问题】

1. 焦虑　与疾病造成的面部畸形,及对生活的影响有关。

2. 有呼吸道梗阻的危险　与上呼吸道狭窄,可能会产生呼吸暂停有关。

3. 知识缺乏：　缺乏颞下颌关节强直的病因及治疗的相关知识。

4. 进食障碍　与张口、闭口受限有关。

5. 语言沟通障碍　与张口、闭口受限有关。

6. 自我形象紊乱　与面部畸形有关。

【护理措施】

（一）术前护理

1. 心理护理　颞下颌关节强直病人张口受限,自我形象受损,影响正常生活和社会交往。因此,做好病人心理疏导,讲清手术目的和手术的必要性,消除恐惧、紧张情绪,使病人和家属对疾病有正确认识,积极配合治疗。

2. 口腔护理　用含漱液漱口,保持口腔清洁。

（二）术前准备

1. 做好术前常规准备　如皮肤准备、抗生素皮试、教会病人有效咳痰的方法等。

2. 进食困难的病人,可视情况给予营养丰富、易消化的软食或流质。

3. 密切观察有无打鼾或呼吸暂停现象。

4. 消除病人术前紧张情绪,协助病人放松,促进睡眠,必要时给予镇静剂。

（三）术后护理

1. **体位**　取半卧位或头高脚低位,有利于引流。

2. **严密观察病情**

（1）对于全麻和双侧颞下颌关节强直手术的病人,应注意防止因手术后下颌及舌后坠而引起呼吸道梗阻。保持呼吸道通畅,床边备负压吸引装置,及时将病人咽部分泌物或血液吸出。

（2）游离组织移植者,做好供区伤口的观察和护理,制动的病人应卧床休息,以利伤口的愈合。

3. 做好口腔护理,保持口腔清洁。

4. 保持引流管通畅。

5. **饮食护理**　术后进流质饮食或软食,以早期锻炼张口和咀嚼功能。关节内有组织填入的病人,术后进流质饮食或鼻饲饮食,限制张口和咀嚼运动,以免填塞物移位。

6. **开口训练**　术后7~10d建议进行开口训练,因为开口训练可有效地预防颞下颌关节强直复发。

【健康教育】

1. 饮食指导鼓励病人进食营养丰富、清淡、流质饮食。

2. 保持口腔清洁。

3. 做好病人心理健康指导,保持良好的心理状态。

4. 进行安置颌骨牵引器的病人应保持加力杆的清洁,防止伤口感染。

5. 指导病人定期复查,并择期完成牵引器取出或二次手术。

【护理评价】

通过护理,病人是否达到：

1. 焦虑紧张情绪是否缓解。

2. 是否掌握开口训练操作步骤、注意事项等相关知识。

（邓立梅　梅蓉）

第十一章

先天性唇腭裂病人护理

第一节 概 述

唇裂和腭裂是口腔颌面部最常见的先天性畸形，表现为不同程度的唇部、腭部的软硬组织裂开及表情、咀嚼、吞咽、呼吸、语音等功能障碍。根据我国出生缺陷检测中心 1996~2000 年调查显示，新生儿唇腭裂的患病率为 1.624∶1000，近几年报道唇腭裂发病率为 1.7∶1000，有上升趋势；男女性别比为 1.5∶1，男性多于女性。

一、病因与发病机制

（一）病因

确切病因尚不明确，目前认为可能与遗传及母体怀孕期间胚胎受环境因素影响有关，可能是多种因素在同一时期或不同时期内发生作用的结果。大量的研究结果表明，唇腭裂的发病原因可能与以下因素有关：

1. 遗传因素。
2. 营养因素。
3. 感染和损伤。
4. 内分泌的影响。
5. 药物因素。
6. 物理因素。
7. 烟酒因素。

（二）唇腭裂发生的病理机制

胚胎发育在第五周时,由于某些有害因素的影响,一侧上颌突未能与其同侧的中鼻突发生融合,则形成单侧唇裂;左右上颌突均未能与同侧的中鼻突发生融合,则形成双侧唇裂（图11-1）。胚胎发育在第九周时,如果一侧外侧腭突未能与对侧的外侧腭突、前方的内侧腭突和上方的鼻中隔相互融合,则可发生单侧的腭完全裂;如两侧外侧腭突彼此未能相互融合或与内侧腭突均未能相互融合,则可发生双侧的腭完全裂（图11-2）。

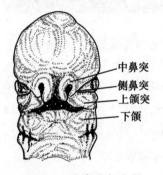
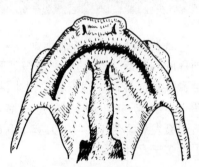

中鼻突
侧鼻突
上颌突
下颌

图 11-1　中鼻突与上颌突融合示例图

图 11-2　腭及鼻腔发育示例图

二、唇腭裂的临床表现与分类

目前,在我国临床上多采用的是根据裂隙的部位和裂开的程度分类的两种临床分类方法。

（一）国际分类法

1. 单侧唇裂

（1）单侧不完全性唇裂（裂隙未裂至鼻底）。

（2）单侧完全性唇裂（整个上唇至鼻底完全裂开）。

2. 双侧唇裂

（1）双侧不完全性唇裂（双侧裂隙均未裂至鼻底）。

（2）双侧完全性唇裂（双侧整个上唇至鼻底完全裂开）。

（3）双侧混合性唇裂（一侧完全裂、另一侧不完全裂）。

3. 软腭裂仅软腭裂开，有时只限于悬雍垂，不分左右。

4. 不完全性腭裂软腭完全裂开并伴有部分硬腭裂，但牙槽突完整，无左右之分。

5. 单侧完全性腭裂裂隙自悬雍垂至切牙孔完全裂开，并斜向外直抵牙槽嵴，与牙槽突裂相连。

6. 双侧完全性腭裂常与双侧唇裂同时发生，裂隙在前颌骨部分各向两侧斜裂直达牙槽嵴，鼻中隔、前颌及前唇部分孤立于中央。

（二）国内分类法

1. 唇裂分类（图 11-3）

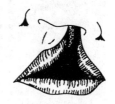

（1）唇裂分类示例图

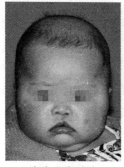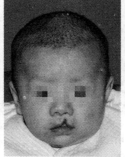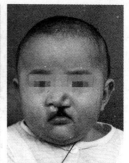

（2）Ⅰ度唇裂　　　　（3）Ⅱ度唇裂　　　　（4）Ⅲ度唇裂

图 11-3　唇裂分类

Ⅰ度唇裂裂隙只限于红唇部。

Ⅱ度唇裂裂隙由红唇至部分上唇,但未裂至鼻底。

Ⅲ度唇裂整个上唇至鼻底完全裂开。

2. 腭裂分类(图 11-4)

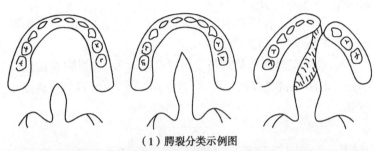

（1）腭裂分类示例图

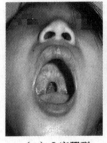
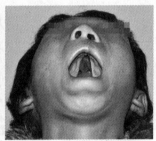

（2）Ⅰ度腭裂　　（3）Ⅱ度腭裂　　　（4）Ⅲ度腭裂

图 11-4　腭裂分类

Ⅰ度腭裂只是悬雍垂裂。

Ⅱ度腭裂部分腭裂,未裂开到切牙孔。

Ⅲ度腭裂由悬雍垂到切牙孔全部裂开,包括牙槽突裂。

三、唇腭裂的序列治疗与专科护理发展

（一）唇腭裂序列治疗概述

唇腭裂畸形不但影响病人的功能,还影响其容貌,并可导致病人及家人心理状况的改变。因此,唇腭裂的治疗不单是手术修补其缺损畸形部位的形态,还要最大限度地恢复其生

理、心理以及社会适应等功能。是一项复杂、长期的系统治疗工程。目前国际国内唇腭裂治疗的发展趋势是开展唇腭裂的序列治疗。

唇腭裂的序列治疗(team approach)是指:由多学科专家共同组成专门的序列治疗组(TEAM),在病人从出生到长大成人的每一个生长发育阶段的适当年龄,按照约定的程序,有计划地分期治疗其相应的形态、功能和心理缺陷,最终使病人无论在面部形态、功能以及心理上均能达到与正常人一致或接近一致的目的。其中"序"是指治疗时间的顺序,"列"是指横向的各学科治疗方法的排列组合。

序列治疗涉及的学科包括口腔颌面外科、口腔正畸科、牙体牙髓及牙周科、口腔修复科、耳鼻咽喉科、儿科、语言病理科、护理学、遗传学、心理学以及社会工作者等。

（二）唇腭裂专科护理的发展

随着唇腭裂序列治疗的全面、深入开展,以及社会信息化的发展,唇腭裂的护理范围不断扩展,从病人住院期扩大到院前期及出院后期。护理内容也由单纯的临床护理转变为结合病人身心需要的整体化护理模式。主要包括:

1. 唇腭裂手术的相关护理　与手术相关的护理内容包括早期的唇粘连术护理、初期的唇裂腭裂修复、腭咽闭合不全矫正,牙槽突裂植骨修复、唇腭裂畸形的二期整复、后期的正颌外科手术,以及唇腭裂相关的术前术后正畸、修复治疗等的相关护理内容。

2. 唇腭裂病人的生长发育评估　随着医疗及麻醉技术的进步,病人初次手术的年龄越来越小,而唇腭裂病人特有的先天畸形及功能缺陷,导致其喂养困难,病人的生长发育水平明显低于正常儿童。为了更全面地了解病人的生长发育情况和营养状况,为手术提供更好的体质状况参考,可开展生长发育评估工作:即 18 岁以下的病人入院后常规接受生长发育评估。通过收集病人的体重、身高(身长)、头围、胸围、皮脂厚度、BMI 等发育指标,并与正常指标对照,作出评估结果并出具生长发育诊断报告,为手术医生及麻醉医生提供专业、准确的生长发育状况信息,确保病人更好更安全地接受麻醉及手术。同时也可以根据生长发育评估结果为家属提出相应的喂养指导建议。

3. 腭裂病人的语音评估与治疗　部分腭裂病人由于手术年龄以及手术效果等原因,术后仍可能存在发音不清的现象,需要区别是语音学习的错误还是腭咽结构的缺陷,以便及时发现问题、对症进行语音训练,或评估是否需要再次进行有关腭咽闭合的手术。目前,国内大部分大型专科医院的唇腭裂治疗中心成立了语音治疗室,并选派护理人员经过语音专业学习,针对性地为病人提供详细的语音训练指导以及腭咽闭合功能评估,出具专业的语音评估报告,为医生制订手术方案提供客观准确的数据参考。

4. 唇腭裂病人的心理咨询与治疗　由于唇腭裂病人先天的面部畸形,绝大部分病人以及家长都可能存在或多或少的心理问题。为更好地促进病人的身心健康发展,可建立心理咨询室,并选派护士进行专业的心理咨询培训,获取国家心理咨询师资质,全面开展唇腭裂病人的心理咨询工作。由心理咨询师对病人进行心理评估,为医生全面掌握病人的心理状态、确立与病人相应的沟通方式,并制定相应的手术实施方案提供参考。此外,心理咨询师还通过个体咨询、团体咨询、家庭咨询等形式为病人提供专业的心理咨询与治疗。并在科室常规开展松弛治疗,为术前病人及个别紧张、焦虑的家长进行放松训练。

5. 唇腭裂的伤口治疗　护士接受伤口专科护士培训,获得相应的资质及专业技能,在科室开展伤口专科护理工作。由伤口治疗护士承担科室病人的伤口清洗、拆线、换药、瘢痕护理指导及鼻模佩戴护理指导等工作,取得了很好的效果。

唇腭裂专科护理工作内容的拓展以及专科护理模式的发展,能够促进唇腭裂专科医护一体化建设,更好地为病人提供整体化的治疗与护理服务,符合病人身、心、社会发展的需要,是今后唇腭裂专科护理发展的主要方向。

（龚彩霞　梅蓉）

第二节　唇裂病人护理

病例

病人,男性,3个月,诊断为先天性右完全性唇裂,需行右完全性唇裂整复术。

病人家长对手术感到焦虑,担心手术效果不佳。

思考问题

1. 对该患儿家长,如何进行喂养指导?
2. 如何缓解患儿家长的心理焦虑?

【护理评估】

1. 健康史　询问病人过去有无全身性疾病,如先天性心脏病、疝气、癫痫、肺炎、肝炎、结核、血液系统及免疫系统性疾病等。有无药物、食物以及其他过敏史;了解病人入院前3周内有无上呼吸道感染、腹泻、发热等疾病症状。

2. 身体状况　评估病人生命体征、行生长发育评估、检查口周皮肤及全身皮肤情况、检查有无咽部红肿,评估有无颈短、肥胖等现象。通常唇裂手术年龄需达到2个月,体重不低于5kg。

3. 辅助检查　了解胸片、心电图、血常规、血生化、免疫、感染性标记物、小便常规等的检查结果。

4. 心理-社会状况　评估病人的社会经济状况、情绪状态、病人及其家属对唇裂相关知识的了解情况、对治疗的认知情况、对治疗效果的预期以及对麻醉、手术、术后疼痛耐受性等相关知识的掌握情况。

【常见护理诊断/问题】

1. 焦虑/恐惧/抑郁　与面部形态异常、功能障碍,以及住院环境改变、缺乏疾病相关知识、对治疗效果担心等有关。

2. 进食、吞咽困难　与疾病及手术有关。

3. 舒适的改变　与疼痛等有关。

4. 潜在营养失调　与吸吮、吞咽等功能障碍有关。

5. 潜在并发症:　呼吸道梗阻、感染、伤口裂开等可能,与麻醉气管插管、呼吸道分泌物增多、婴幼儿哭闹、伤口张力增加有关。

【护理措施】

(一)术前护理

1. 做好心理护理

(1) 介绍住院环境、作息时间、主管医生、护士等,以帮助病人及家长尽快熟悉病区环境。

(2) 介绍同室病友及其治愈情况,增强病人归属感及对治疗的信心。

(3) 教会病人自我放松的方法;适当安排娱乐活动。

(4) 针对个体情况进行针对性的心理评估与心理咨询。

(5) 鼓励病人家属和朋友给予病人关心和支持。

2. 疾病相关知识的健康教育

(1) 讲解唇腭裂的病因及发病机制。

(2) 介绍序列治疗的时间与内容。

(3) 讲解有关麻醉、手术及术后康复等相关知识。

(4) 告知家长术前注意给患儿保暖,预防上呼吸道感染的发生。

3. 饮食护理及喂养指导

(1) 手术前不改变喂养习惯,仍然可以沿用术前的喂养方式,比如仍然采用母乳喂养、奶瓶喂养等,但应避免更换奶粉,以防止腹泻。

（2）对婴幼儿唇裂患儿（尤其合并腭裂者）的饮食护理,重点在于教会家长正确的喂养方法:

1）首先强调正确的体位,可采用坐位、45°角或直立怀抱位;面对面喂哺以利于观察进食情况。

2）应注意少食多餐。

3）母乳喂养时,可指导母亲用手指指腹堵住嘴唇缺损的部分,使口腔形成一个密闭的环境以利于奶水顺利流出。

4）奶瓶喂养者,可选择塑胶的,可以挤压的奶瓶;奶嘴选用质地柔软优质的乳胶,可将奶嘴剪成十字型的开口,也可将奶嘴扎4~5个小孔而扩大奶嘴流出孔;最好购买带有排气孔及节流器的"唇腭裂专用奶瓶"。

5）强调喂养结束时拍嗝的正确方法:当患儿吸完奶后,由于胃里下部是奶,上部是空气,所以就会造成胃部压力,出现溢奶、吐奶现象,容易因呕吐引起误吸误咽,导致窒息。应指导家长及时有效地帮患儿拍嗝,排除胃内气体。

6）可于拍嗝后半小时左右,选择将其侧卧位或是头偏向一侧平卧位,以避免呕吐及呛咳。

4. 协助完成术前检查　协助并指导病人进行胸片检查、心电图检查、血常规、血生化、感染性疾病筛查、尿常规、听力检查、鼻咽纤维镜检查、语音评估、儿童生长发育评估、心理评估与咨询、术前放松训练等相关内容。

5. 术前一日协助病人完成相关知情同意书的签署,如:手术同意书、麻醉同意书等。

6. 手术当日胃肠道准备　通常术前禁饮食时间为,术前6~8h禁食固体（含牛奶）,术前4h禁食液体（含果汁、糖水）,术前2h可进食清饮料（如术能等多维饮料、白开水等）。

7. 术前常规准备

（1）术前一日遵医嘱进行抗生素皮试。

（2）核查相关术前检查的完善情况。

（3）术前口腔清洁。

（4）术前备皮、成人应剪鼻毛。

（5）术前一晚可据情况沐浴更衣，剪短指、趾甲。

（6）术晨去除身上金属物品、饰品及绳、链等物；更换并准备一张尿不湿以带往手术室。

（7）术晨建立静脉通道。

（8）遵医嘱肌注术前用药。

（9）与手术室人员进行病人、药物核对后，送入手术室。

（10）病房观察室床单位准备，床旁备负压吸引装置、吸痰盘、吸氧装置、心电监护仪以及棉签、压舌板、电极片和手电筒等，准备接收术后病人。

（二）术后护理

1. 保持呼吸道通畅

（1）术后应保持适宜体位：唇裂手术由于麻醉药物的刺激和气管插管压迫呼吸道导致呼吸道黏膜充血水肿，术中镇静剂的使用及术后麻醉药物的残余作用让病人处于沉睡状态，咽部分泌物容易误吸而导致吸入性窒息。术后注意保持适宜体位，麻醉未醒前应平卧头偏向一侧，持续低流量吸氧 2~4L/min；麻醉完全清醒后可选择半坐卧位或适当抬高床头，有利于减轻唇部组织肿胀和便于呼吸。

（2）密切观察呼吸频率、节律、动度、对称性、听呼吸音，及时有效的抽吸口内、鼻腔内的分泌物，防止缺氧、窒息的发生。唇部 Abbe 瓣转移修复术术后病人，由于上下唇粘连、口唇封闭，术后可从两侧嘴角处各放一根通气管，以辅助通气。此外，需床旁备大剪刀及口、鼻咽通气道，紧急情况时可视情况将缝线剪开以畅通呼吸道。鼻部行鼻中隔软骨及肋软骨取出植入术病人，由于术后采用油纱填塞而堵塞双侧鼻腔，个别病人因此出现情绪紧张从而加重呼吸困难，应加强心理护理；可嘱病人张口呼吸,以一小块湿纱布遮盖口唇以湿润空气,避免咽干;必要时经口腔低流量吸氧。

(3) 术后血氧饱和度须保持在95%以上。由于病人指(趾)端较小,应选用合适大小的探头以避免测量误差。同时观察皮肤、黏膜及口唇颜色,有无发绀。

2. 生命体征监测 术后24h内行心电监护,严密观测病人的神志、瞳孔、呼吸、心率、血压、血氧饱和度(血氧饱和度须保持在95%以上)。及时监测体温和出入量(进食量、静脉补液量、呕吐量、尿量等)的变化,做好记录。

3. 伤口的观察与护理

(1) 唇裂当日敷料覆盖,次日暴露。

(2) 应注意观察伤口有无渗血、渗液、肿胀等。唇部 Abbe 瓣转移修复术术后病人,皮瓣观察要点:一般术后 1~2d,需每 1~2h 观察皮瓣血运情况,对皮瓣的颜色、肿胀程度、毛细血管充盈时间、弹性、温度、渗血情况等作出判断。正常情况下,皮瓣组织的颜色应红润,色泽较邻近组织相同或稍红,以棉签轻触后毛细血管充盈回复迅速。若皮瓣皱缩且颜色变淡或苍白,表示动脉供血不足,需遵医嘱使用扩血管药(如低分子右旋糖酐、丹参等)。若皮瓣颜色青紫或暗黑,表示静脉回流受阻,应立即通知医生查看,一般可选择拆除一至两针缝线以利于引流;如果表皮或真皮坏死,应保持干燥,使其仅局限于干性坏死,待其完全分离后再行剪除。

(3) 注意减轻伤口局部张力,防止哭闹、忌抓挠、禁食奶瓶、禁食硬物、忌碰撞、或用唇弓制动。唇部 Abbe 瓣转移修复术病人术后应注意保暖,防感冒,以避免咳嗽、打喷嚏等。鼻部行鼻中隔软骨及肋软骨取出植入术病人术后需观察鼻部敷料及鼻夹的固位情况,通常术后72h鼻腔内部采用油纱压迫止血;纱布压迫鼻翼止血时间不超过48h;应注意观察压迫敷料的固位情况。手术当日可用冰袋冷敷鼻部;术后三日可使用地塞米松磷酸钠注射液静脉滴注以消除鼻部肿胀。此外,应注意观察取肋软骨处有无皮下气肿,局部是否有捻发感、或气胸的发生;肋软骨取骨处术后可采用腹带加压 72h。唇裂伴牙槽突裂植骨修复术术后可冰敷面部以改善肿胀程度。注意观察植骨处有无出血及骨渣溢出,有无异味。观察髂骨取骨处伤口有无渗血、渗液及红、肿、热、痛等症状以及有无皮下气肿。术后 72h 内避免过度活动。

(4) 唇裂术后用生理盐水清洁伤口每日三次,并涂抹保湿祛疤产品。唇部 Abbe 瓣修复后伤口应保持清洁,有血痂者 24h 后用生理盐水浸泡变软后予以清除。

(5) 指导病人或其家长瘢痕按摩的手法以及鼻模佩戴的正确方法。

(6) 唇裂术后 5~7d 拆线(使用可吸收线者不必拆线)。Abbe 瓣手术一般术后 7d 拆除唇部切口处缝线;10~14d 左右行 Abbe 瓣断蒂术;断蒂一周后拆除再建组织瓣缝线。

4. 药物的使用及输液管理

(1) 根据医嘱进行抗炎及消水肿治疗,应保证药物的及时、准确输入。

(2) 保持输液管通畅,留置针妥善固定,注意观察穿刺部位皮肤;注意输液速度的调节与液体出入量的平衡。

(3) 小儿病人补液量的计算如下:禁食期间输液量的计算方法主要根据其体重进行,具体如下:首 10kg 为 $100ml/(kg \cdot d)$,次 10kg 为 $50ml/(kg \cdot d)$,其余为 $20ml/(kg \cdot d)$。例如:体重为 21kg 的病人,其每日的补液量为:$100ml/(kg \cdot d) \times 10kg = 1000ml/d$;$50ml/(kg \cdot d) \times 10kg = 500ml/d$;$20ml/(kg \cdot d) \times 1kg = 20ml/d$,此病人的全日补液量为 1520ml。

(4) 小儿病人需严格注意输液速度的调控:输液速度的计算方法依据其体重进行,具体如下:输液速度(滴/分钟)= 体重 $\times 3~5ml/h \div 60min \times 20$ 滴。例如体重为 21kg 的病人输液速度为:21×4÷60×20＝28 滴/min。小儿病人须合理调整输液量,避免补液过少或过多。

5. 饮食护理

(1) 全麻清醒 2h 后可饮温凉水 50～100ml,观察半小时后饮温糖水 50～100ml。全麻清醒后 4h,若无呕吐呛咳则可饮温牛奶 100～150ml/次,6～8 次/d。

(2) 术后不改变喂养方式,即仍然可以母乳喂养或奶瓶喂养。唇部 Abbe 瓣转移修复术术后病人及牙槽突裂植骨修复术后病人,使用代金氏管进食,应注意少量、缓慢喂食,喂食速度与病人吞咽保持一致,避免呛咳及误吸。牙槽突裂植骨修复术后病人一周左右恢复正常饮食,但应避免辛辣刺激性食物和硬质食物。

(3) 婴幼儿的术后进食间隔时间应相应延长,注意少食多餐,一次进食分量应减少至平时三分之二。

(4) 进食后予拍嗝排气,半小时内禁单独平放在床上,防止呕吐导致窒息。

6. 口腔护理

(1) 小儿不易合作,免疫功能不完善,机体抵抗力低,口内分泌物不易彻底清除,使食欲下降,口内腺体分泌减少,自洁功能降低,极易使细菌积聚、繁殖,造成伤口感染,裂开。为了减轻病人的不适并保持口腔清洁,需每次进食后少量温开水冲洗口腔,以去除口内食物残渣,达到清洁口腔的目的。唇部 Abbe 瓣转移修复术术后病人,每次进食后以注射器注入并抽出生理盐水冲洗口腔。

(2) 必要时需要医务人员用棉签、棉球协助清理口腔。

(3) 成人病人术后可以刷牙以保持口腔清洁。但需注意不能让牙刷头等戳及伤口。

7. 心理护理

(1) 与病人交流,了解其对手术效果的期望,讲解术后伤口恢复的过程,缓解病人对术后效果的担忧和焦虑。

(2) 引导病人进行自我放松。

(3) 鼓励病人家属和朋友给予病人关心和支持。

【健康教育】

1. 详细讲解瘢痕按摩的手法与注意事项。

2. 对家长进行鼻模佩戴方法的示范与宣教。

3. 病人出院后继续以生理盐水棉签清洗唇部伤口,每日两次。应避免撞击伤口。若出现伤口异常反应如红、肿、热、痛、脓性分泌物等情况须返回就医。

4. 应加强口腔护理,每次进食后先用温开水漱口,牙槽突裂植骨修复术后病人每次漱口后再用复方氯己定漱口液漱口以预防伤口感染。

5. 牙槽突裂植骨修复术后病人一般术后 10~14d 可淋浴;术后 3 个月内应避免剧烈活动(比如跑步、骑自行车、滑板等)。口内完全恢复后可辅以正畸治疗。术后 3 个月复查 X 片,以观察疗效。

6. 复诊时间 唇裂或鼻唇二期手术者,术后一年复诊。根据复诊情况决定是否需要二期手术以及下次治疗的时间与内容安排。

【护理评价】

通过护理,病人是否达到:

1. 病人手术顺利完成。无不良反应及并发症发生。

2. 病人营养状况好。

3. 病人伤口愈合好。

4. 病人或其家长掌握正确的饮食及喂养知识。

5. 病人或家属对疾病相关知识了解。

6. 病人心理状态好。

(龚彩霞 吴 敏 梅 蓉)

第三节　腭裂病人护理

> **📇 病例**
>
> 　　患儿,男性,8个月,腭部裂隙自悬雍垂至切牙孔完全裂开,并斜向外直抵牙槽嵴,与牙槽突裂相连,在全麻下修补腭部裂隙处。家属对手术感到焦虑,担心手术效果,担心患儿以后的语言等问题。
>
> **💡 思考问题**
>
> 　　1. 如何与患儿家长交流,缓解家长焦虑?
>
> 　　2. 如何指导患儿家长术后语音训练?

【护理评估】

1. 健康史　了解病人有无全身性疾病,如先天性心脏病、疝气、癫痫、肺炎、肝炎、结核、血液系统及免疫系统性疾病等。有无药物、食物以及其他过敏史;了解病人入院前3周内有无上呼吸道感染、腹泻、发热等疾病症状。评估是否为综合征患儿。筛查有无小下颌畸形。

2. 身体状况　评估患儿年龄、体重、生命体征、生长发育情况,检查有无咽部红肿。通常腭裂手术年龄需达到10个月,体重不低于8kg。

3. 辅助检查　了解胸片、心电图、血常规、血生化、免疫、感染性标记物、小便常规等的检查结果。了解语音评估、鼻咽纤维镜检查、中耳功能检查、听力检查等结果情况,以评价病人身体的基本情况。

4. 心理-社会状况　评估病人的社会经济状况、情绪状态、病人及其家属腭裂相关知识的了解情况、对治疗的认知情况、对手术效果、语音改善情况的预期,以及对麻醉、手术、术后疼痛耐受性等相关知识的掌握情况。了解患儿手术前晚的睡眠情况。

【常见护理诊断/问题】

1. 焦虑/恐惧/抑郁 与住院环境改变、缺乏疾病相关知识、对治疗效果担心等有关。

2. 语言不清 与疾病及手术有关。

3. 进食、吞咽困难 与疾病及手术有关。

4. 舒适的改变 与疼痛等有关。

5. 疼痛 与麻醉插管、手术伤口有关。

6. 潜在营养失调 与吸吮、吞咽等功能障碍有关。

7. 潜在并发症: 潜在呼吸道梗阻、出血、感染、伤口裂开等可能。与麻醉插管、呼吸道分泌物增多、婴幼儿哭闹、伤口张力增加、营养缺乏等有关。

【护理措施】

（一）术前护理

与唇裂术前护理同，详见本章第二节，唇裂术前护理部分。

（二）术后护理

1. 保持呼吸道通畅

（1）术后应保持适宜体位:同唇裂手术一样，腭裂手术由于麻醉药物的刺激和气管插管压迫呼吸道导致呼吸道黏膜充血水肿，术中镇静剂的使用及术后麻醉药物的残余作用让病人处于沉睡状态，咽部分泌物容易误吸而导致吸入性窒息。术后注意保持适宜体位，麻醉未醒前应平卧头偏向一侧，持续低流量吸氧 2~4L/min；麻醉完全清醒后可选择半坐卧位或适当抬高床头，有利于减轻组织肿胀和便于呼吸。

（2）腭裂术后咽腔较术前缩小，加之口内伤口覆盖的碘纺纱布与后坠的舌体使口咽通气道变窄，可使有效通气量减少，因此应注意观察口内伤口的肿胀情况，防止血肿形成阻塞呼吸。咽成形术后，咽腔缩小，加之手术刺激引起水肿、以及术后疼痛等原因使病人呼吸受到影响；可嘱病人张口呼吸，以一小块湿纱布遮盖口唇以湿润空气，避免咽干；术后可常规以地塞米松雾化吸入治疗以减轻伤口肿胀;若病人自觉呼吸困难或血氧饱和度较低者可经口腔低流量吸氧以防止缺氧。

（3）密切观察呼吸频率、节律、动度、对称性、听呼吸音,同时观察皮肤、黏膜及口唇颜色,注意有无发绀。

（4）及时有效的抽吸口内、鼻腔内的分泌物,防止缺氧、窒息的发生。

（5）腭裂病人术后舌头以缝线牵拉固定,可在发生窒息等紧急情况时牵拉出后坠的舌体而改善通气。

2. 生命体征监测　术后24h行心电监护,严密观测病人的神志、瞳孔、呼吸、心率、血压、血氧饱和度(血氧饱和度须保持在95%以上)。及时监测体温和出入量(进食量、静脉补液量、呕吐量、尿量等)的变化,做好记录。

3. 伤口的观察与护理

（1）腭裂术后须严密观察伤口有无渗血、渗液、肿胀、淤血、青紫等情况。未放置碘仿纱布者其伤口观察较为直观。

（2）部分裂隙较宽的腭裂术后为保护创面,减少出血,在腭部伤口处覆盖一块碘纺纱布,需要病人张口并发"啊"音,或以棉签,压舌板按压舌体才能充分暴露软腭部位。此类病人需密切观察口内敷料有无松动脱落堵塞呼吸道并注意观察敷料或分泌物的颜色。

（3）正常情况下,手术当日病人口、鼻腔内可能会有少许淡血性分泌物,其颜色会逐渐变淡。

（4）腭裂术后如有少量鼻腔渗血可以给1%盐酸麻黄碱滴鼻,或以肾上腺素纱条填塞鼻腔止血。若短时间内出血过多,或有较大血肿形成,应及时报告医生,根据出血情况判断是否需要重返手术室止血。

（5）咽成形术后出血多随病人吞咽而下,不易被发现,术后应特别留意观察:需要病人张口并发"啊"音,或以棉签、压舌板按压舌体才能充分暴露手术部位;此外,尚需留意观察病人有无频繁吞咽、以及结合血压的变化判断伤口是否出血。少量渗血可滴 1%盐酸麻黄碱止血;或遵医嘱酌情使用止血药;出血较多者则需重返手术室止血。

（6）腭裂术后碘仿纱布拆除时间根据手术方式不同而定,可分别在术后 3~7d 进行。

（7）腭裂伤口使用可吸收线,不必拆线。

4. **疼痛护理** 腭裂手术后,由于伤口疼痛、饥饿,以及碘纺纱布的特殊气味,病人易烦躁或频繁呕吐,使伤口张力增加,刺激创面出血,应注意评估疼痛的情况,并根据情况采用药物、雾化、物理、心理护理等方法对病人进行疼痛护理。小儿病人应注意安抚患儿,并妥善固定双手,避免患儿自行抓挠伤口。

5. **药物的使用及输液管理** 与唇裂术后护理同。

6. **饮食护理**

（1）小儿腭裂病人全麻清醒后 2h 可饮温凉水 50~100ml,观察半小时后饮温糖水 50~100ml。全麻清醒后 4h,若无呕吐呛咳则可饮温牛奶 100~150ml/次,6~8 次/d。

（2）术后不改变喂养方式,即仍然可以母乳喂养或奶瓶喂养。婴幼儿的术后进食间隔时间应相应延长,注意少食多餐,一次进食分量应减少至平时三分之二,进食后予拍嗝排气,半小时内禁单独平放在床上,防止呕吐导致窒息。

（3）术前已进普食的腭裂病人以及成人腭裂病人,术后禁食的时间应适当推迟,通常在全麻完全清醒后 4~6h 开始进食少量流质。

（4）腭裂术后当日进食流质饮食;术后次日至 2~3 周内进食软食,如:粥、软米饭、面包、馄饨等;术后第 4 周可进食普通饮食,如:米饭、家常菜;术后半年内不可进食骨头、坚果等坚硬带刺的食物。

（5）腭裂术后饮食护理特别强调食物的温度不可过烫,应以温凉为宜,以避免烫伤或引起伤口出血。

7. **口腔护理**

（1）通常情况下,对于 5 岁以下患儿,由于不配合漱口,可在每次进食后多喝温开水以保持口腔清洁,要求每次清洁口腔后张口观察,伤口处应无食物黏附。

（2）年龄≥5岁的患儿,术后予漱口液（康复新5ml+生理盐水20ml）进行含漱,漱口时尽量使漱口液在口内多保持一段时间（不少于约30s）,漱口液漱完后,不需再用白开水漱口。

（3）成人病人术后可以刷牙以保持口腔清洁。但需注意不能让牙刷头等戳及伤口。

8. 心理护理

（1）与病人交流,了解其对伤口愈合及语音效果的期望,讲解术后伤口愈合的过程,缓解病人对手术及语音效果的担忧和焦虑。

（2）引导病人进行自我放松。

（3）鼓励病人家属和朋友给予病人关心和支持。

【健康教育】

1. 进行语音评估与语音训练相关知识的健康教育。

2. 详细讲解腭裂术后饮食护理的具体要求和相关注意事项。

3. 咽部手术术后病人常出现打鼾现象,应教会病人正确卧位,如睡觉时抬高床头,尽量避免头颈屈曲;若过度憋气者,家属应将其唤醒调整体位;告知病人打鼾现象会随着术后时间的推移而逐渐好转。

4. 腭裂同期行中耳鼓膜穿刺或鼓膜切开置管术术后应严格避免污水进入外耳道,洗头沐浴时,可将凡士林棉球或橡胶耳塞塞入外耳道,也可使用浴帽;半年内禁止游泳。此外,应教会病人及家属正确擤鼻涕及滴耳的方法,勿自行随便挖耳。正确的擤鼻方法,即用手指按住一侧鼻孔,稍用力向外擤出对侧鼻孔的鼻涕,用同法再擤另一侧;如果鼻腔发堵鼻涕不易擤出时,可先用呋麻滴鼻液滴鼻,待鼻腔通气后再擤。

5. 出院健康教育　病人出院后严格按照要求进食及保持口腔清洁。若出现伤口异常反应如红、肿、热、痛、脓性分泌物、局部糜烂、漏孔等情况须返回就医。

6. 告知病人及其家属复诊注意事项　三岁以下腭裂手术的患儿三岁半复诊；三岁以上病人术后一年复诊。腭裂病人根据复诊情况决定是否需要语音训练并制订具体的训练计划。

【护理评价】

通过护理，病人是否达到：

1. 病人手术顺利完成，无不良反应及并发症发生。

2. 病人营养状况好。

3. 病人伤口愈合好。

4. 病人或其家长掌握正确的饮食及喂养知识。

5. 病人或家属对疾病相关知识了解。

6. 病人疼痛缓解或消失。

7. 病人心理状态好。

（龚彩霞　陈丽先　梅　蓉）

第十二章

牙颌面畸形病人护理

📇 病例

　　病人,女性,23 岁,因"自觉咬合不佳 4+年入院"。诊断为上颌发育过度,下颌发育不足。病人精神一般,睡眠差,晚上依赖口服安定药物才能入睡。病人及家属一直询问医师和护士有关治疗的费用和手术风险及效果。术后口外敷料加压包扎,并口外行持续冰袋冰敷伤口 72h,口内行颌间牵引固定,伤口行负压引流管引流。术后第一日,简易的代金氏管流质饮食,进食差,当日进食不足 200ml 流质饮食,伤口肿胀,负压引流不畅,精神状态差,不愿下床活动,经护士细心护理后,病人恢复良好,并于术后第 5d出院。

💡 思考问题

　　1. 术前应采取哪些方法减轻病人术前焦虑紧张情绪?

　　2. 手术后,护士如何观察伤口是否出血?

　　3. 病人出现口底肿胀和舌体太高,应如何处理?

　　4. 术后伤口冰敷的作用是什么? 简述冰敷时注意事项。

【护理评估】

　　1. 健康史　询问病人有无鼻炎、扁桃体炎、佝偻病等可引起错合畸形的相关病史,有无家族遗传史。有无高血压、心脏病、血液疾病等。了解病人心肺功能、凝血功能等情况。了解病人是否感冒,月经是否来潮等。

2. 身体状况

（1）颜面部发育畸形,呈对称或非对称,畸形可单独或同时发生在上颌骨及下颌骨。

（2）殆异常、错殆、咀嚼功能异常。

3. 辅助检查 行牙颌模型分析、颜面及牙颌摄影、X线摄影和头影测量、颅面三维 CT 或 MRI 检查,以评估病人生长发育及骨畸形情况。

4. 心理-社会状况 评估病人和家属对该疾病的理解及通过治疗想要达到的效果;对正畸-正颌联合治疗的配合和耐受力;病人和家属对治疗相关知识及常规护理知识的掌握程度以及对手术风险的承受能力等;病人和家属对治疗费用的承受能力等。

【常见护理诊断/问题】

1. 社交孤立 与病人自卑心理、性格孤僻等有关。

2. 潜在并发症:呼吸道梗阻 与手术气管插管、术后伤口渗血,分泌物增加有关。

3. 有感染的危险 与手术创伤有关。

4. 语言沟通障碍 与手术后颌间固定、牵引、结扎语言表达困难有关。

5. 营养失调:低于机体需要量 与术后伤口疼痛、进食方式改变有关。

6. 焦虑 对手术及术后效果的担忧有关。

【护理措施】

（一）术前护理

1. 心理护理 针对病人对疾病的担忧和手术的恐惧心理,鼓励病人树立信心和勇气,介绍同种案例导入术后恢复期的病人与其交流,使其减轻恐惧感,以最佳的心理状态接受治疗。对术后可能出现张口困难、语言及进食困难等问题,均应在手术前告知病人,使其有充分的心理准备。

2. 口腔护理 术前刷牙、漱口,保持口腔清洁。

3. 术前准备

（1）护士协助病人完成各项检查,并检查各项结果是否正常,各种检查单和知情同意书是否完成并齐全。

（2）按外科手术常规做好备皮、备血、皮试等准备。

（3）病人术前3d戒烟,并教会病人有效咳痰方法,学会床上大、小便。

（4）牙颌面畸形病人由于手术原因,术后颜面、进食方式、交流方式等都有一定的改变,因此护士应在手术前向病人及家属介绍有关疾病知识及治疗计划,让病人认同疾病角色,并积极参与疾病的治疗。

（5）术后由于手术区加压包扎或进行颌间固定,病人可能出现言语不清,在术前可以教会病人一些固定的手势表达基本的生理需要,或通过书面的形式进行交流,如:准备纸和笔、小黑板或通过手机短信、微信等方式进行交流。

（6）引导板的准备根据病人手术方式,必要时在手术前2~3d根据模型外科制作引导板,保持术后牙颌关系的稳定。

4. 术日晨的护理

（1）认真检查、并确保各项准备工作已落实,帮助病人戴好手术腕带。

（2）护士再次了解病人是否月经来潮、有无感冒症状、指甲是否有指甲油等。

（3）静脉通道的建立,并在术前0.5~1h内预防性使用抗菌药物。

（4）术晨留置尿管一般手术时间超过4h,则需要在全麻状态下留置尿管,防止全麻术后排尿反射受抑制或病人术后不习惯在床上使用便器而引起的尿潴留。

（5）护士护送病人至手术室,并与手术室护士交接病人。

（二）术后护理

1. 体位　对于神志尚未清醒病人应头偏向一侧平卧位6h,

防止误吸;待完全清醒后可采取半卧位,有利于防止面部肿胀,减轻缝线张力,促进伤口引流。

2. 神志和意识观察 对牙颌面畸形病人,术后病人神志和意识的观察非常重要,可采用 Steward 苏醒评分标准,通过对病人的神志清醒程度、呼吸道通畅程度、肢体活动度三个方面进行评价,一般评分在 4 分以上方能离开麻醉复苏室。

3. 保持呼吸道通畅 由于牙颌面畸形病人的手术、麻醉插管都在口腔内进行,颌面部血管丰富,组织疏松,术后口内伤口和咽喉部充血水肿明显,因此发生呼吸道梗阻的危险性较大,故应密切观察病人呼吸情况,及时有效地清除口腔和呼吸道内的分泌物。鼓励病人深呼吸和轻咳嗽,排出气道分泌物;观察病人呼吸的节律和频率,监测动脉血氧饱和度,观察病人面色;必要时行雾化吸入,湿化气道,防止痰液阻塞气道。

4. 防止伤口出血 由于手术在口内进行,视野小,手术部位深,术中很难彻底止血。因此术后应加压包扎伤口,保持负压引流管通畅,并严密观察术后伤口引流物的量、颜色和性状;观察伤口有无渗血、渗液及肿胀度;下颌骨手术应观察病人口底、舌体是否肿胀,伤口有无出血以及颌下区有无肿胀等;上颌骨手术应观察病人咽后壁有无出血和渗血等;一旦发现有出血迹象,应进行加压包扎,肌内注射或静脉输入止血药,必要时应打开伤口进行止血处理。

5. 减轻伤口局部肿胀和疼痛 临床上常采用留置镇痛泵或肌注止痛药物缓解病人疼痛,也可以采用一些辅助的治疗方法来减轻病人术后的肿胀和疼痛,手术后当日立即行局部冰敷,可以有效地减轻病人面部伤口肿胀、疼痛和出血的发生,冷敷时间一般不超过 3d,注意防止病人冻伤。

6. 注意观察伤口有无感染 由于手术创伤的反应,手术后病人体温略微升高,变化在 0.5~1℃,一般不超过 38℃ 为正常情况。术后 1~2d 体温逐渐恢复正常,如果术后 3~6d 病人体温降至正常后突然升高或一直发热,且并伴有术区红、肿、热、痛等症状,疑伤口继发感染的可能。因此,护士应注意观察体温曲线变化,遵医嘱给予物理降温或对症处理。

7. 口腔护理　术后因张口受限、咀嚼困难,有时伴有伤口渗血,以致漱口不便,故必须定时进行口腔清洁。

8. 饮食护理　术后第一日,护士可以根据病人的病情进行饮食指导,采用代金氏管给予营养丰富的流质饮食。

【健康教育】

1. 鼓励病人进食营养丰富清淡的流质饮食。

2. 教会病人清洁口腔的方法,保持口腔清洁。

3. 术后3~6个月避免剧烈活动、挤压碰撞患处。

4. 指导病人定期复查。出院一般3、6、12个月后复诊,如有不适,应随时就诊。

【护理评价】

通过护理,病人是否达到:

1. 掌握颌面部畸形术后冰敷,口腔清洁和饮食等相关知识。

2. 无出血、感染等并发症的发生。

(邓立梅　梅　蓉)

参考文献

1. 邓小明. 现代麻醉学. 4版. 北京:人民卫生出版社,2014.
2. 钟泰迪. 麻醉苏醒期病人的管理. 北京:人民卫生出版社,2005.
3. 魏革,刘苏君,王方. 手术室护理学. 上册. 北京:人民军医出版社,2014.
4. 朱丹,周力. 手术室护理学. 北京:人民卫生出版社,2008.
5. 崔福荣,张瑾. 现代手术室规范化管理实用手册. 北京:人民卫生出版社,2013.
6. 李胜云. 手术室优质护理实践指南. 北京:人民卫生出版社,2012.
7. 张志愿. 口腔颌面外科学. 7版,北京:人民卫生出版社,2016.
8. 石冰,华成舸. 口腔住院医师手册. 北京:中国协和医科大学出版社,2016.
9. 张益,孙勇刚. 颌骨坚固内固定. 北京:北京大学医学出版社,2003.
10. 赵佛容. 口腔护理学. 3版. 上海:复旦大学出版社. 2016.
11. 杨艳杰. 护理心理学. 3版,北京:人民卫生出版社,2012.
12. 石冰. 唇腭裂修复外科学. 成都:四川大学出版社,2003.
13. 龚彩霞. 唇腭裂的护理. 北京:人民军医出版社,2015.
14. Losee JE. 唇腭裂综合治疗学. 石冰,郑谦,译. 北京:人民卫生出版社,2011.
15. 中华人民共和国行业标准. GB50333-2013,医院洁净手术部建筑技术规范.
16. 皮昕. 口腔解剖生理学. 6版. 北京:人民卫生出版社,2008.

45